健康中国医学科普丛书

陈孝平○总主编

肥胖减重手术
知识问答

王国斌　陈璐璐○主审　　陶凯雄○主编

U0266947

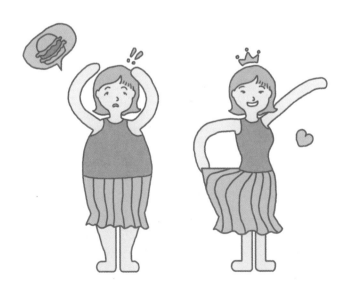

长江出版传媒
湖北科学技术出版社

图书在版编目(CIP)数据

肥胖减重手术知识问答 / 陶凯雄主编. —武汉:湖北科学技术出版社,2020.5
(健康中国医学科普丛书)
ISBN 978-7-5706-0729-7

Ⅰ.①肥… Ⅱ.①陶… Ⅲ.①肥胖病—外科手术—问题解答
Ⅳ.①R589.2—44

中国版本图书馆 CIP 数据核字(2019)第 146232 号

出　品　人:王力军
责任编辑:程玉珊　冯友仁　　　　　　　　　　封面设计:胡　博

出版发行:湖北科学技术出版社　　　　　电话:027—87679447
地　　　址:武汉市雄楚大街 268 号　　　　邮编:430070
　　　　　　(湖北出版文化城 B 座 13—14 层)
网　　　址:http://www.hbstp.com.cn

印　　　刷:湖北恒泰印务有限公司　　　　　　　邮编:430223

880×1230　　　　　1/32　　　　5 印张　　　　120 千字
2020 年 5 月第 1 版　　　　　　　2020 年 5 月第 1 次印刷
　　　　　　　　　　　　　　　　　　　　　　定价:35.00 元

《肥胖减重手术知识问答》

编　委　会

主　　审　王国斌　陈璐璐

主　　编　陶凯雄

副 主 编　曾天舒　蔡红琳　高　颖　章小平　夏泽锋

编　　委（按姓氏拼音排序）

白　洁　陈　岑　陈春艳　陈　雄　郭　科

蒋国松　孔　雯　李　欣　廖云飞　石立雅

帅晓明　王清波　吴　艳　张　波　钟雪玉

编写秘书　白　洁

健康中国医学科普丛书

（华中科技大学同济医学院附属协和医院版）

编　委　会

名誉主编　张　玉　胡　豫

总 策 划　夏家红　彭义香　孙　晖

审　　校　王继亮　涂晓晨

编　　辑　聂文闻　张　玮

序 一

肥胖及糖尿病是两个关系密切的现代病，又是不容易治疗的慢性病。中国自改革开放后，经济水平大幅提升，也造成此两种疾病的发生率大幅增加，造成巨大的医疗经济负担。减重手术目前是严重肥胖者最有效的治疗方法，而由减重手术衍生而来的代谢手术也成为肥胖型糖尿病的一种新兴疗法。但是减重代谢手术与一般的手术有很大的不同，除了在严重肥胖患者身上进行手术是一种很大的挑战，患者本身更需要对手术所产生的结果有充分的了解，也愿意配合医疗团队的要求，才能取得最好的效果。换句话说，减重代谢手术是一个患者与医疗团队的"终生约定"。

由华中科技大学同济医学院附属协和医院所出版的《肥胖减重知识问答》是一本从患者角度出发所编写的书籍。内容均由著名的专业医疗群体执笔，在编排上也很适合患者按就医的询问顺序来参考，更有实际患者的心路历程，可以让患者更有信心，跟医疗团队充分配合，得到最好的治疗效果。在这里，我认为华中科技大学同济医学院附属协和医院的减重外科多学科团队所撰写的科普读物，对减重手术患者很有帮助，对中国的减重手术的推广也有重大的意义。乐之作序。

台湾敏盛综合医院教授
前亚太减重外科学会主席
亚洲微创减重手术创始者

序二

几十年来，全球肥胖症患者人数迅猛增加，肥胖相关代谢性疾病的患病率也逐年上升，包括胰岛素抵抗、2 型糖尿病、高脂血症、高血压病、脂肪肝、高尿酸血症、睡眠呼吸暂停综合征，甚至恶性肿瘤。减重手术被公认为是目前治疗肥胖症及相关代谢病最有效的方法，不仅能带来持续稳定的减肥效果，还能显著地缓解肥胖相关的代谢性综合征，由此形成了独立的减重代谢外科。

在国内医务工作者逐步认可减重手术的安全性、有效性、必要性，并且在临床中大力推广的同时，部分"胖友"仍未认识到肥胖对于健康的危害性，而对于通过手术减重更是避之不及，这种矛盾究其根源就在于医学知识的失衡与医学科普的不到位。如何深入浅出地为老百姓提供权威、科学、实用的减重科普知识，避免各类网络媒体上对健康存在危害的减肥内容，是广大医务工作者在完成日常工作之外的一项重要责任与义务。

《肥胖减重手术知识问答》是以华中科技大学同济医学院附属协和医院——国家卫生健康委员会直管的大型综合性、三级甲等教学医院为依托,在院内相关科室的共同努力下,成功出版的一本科普读物,在传播权威医学科普的大环境中必将发挥强大功能。我们希望该科普书籍能够唤起广大民众对减重相关医学科普知识的兴趣,用科学知识去正确地认识肥胖、治疗肥胖,最终远离肥胖。

暨南大学附属第一医院副院长、肥胖代谢外科主任

中国医师协会外科医师分会肥胖和糖尿病外科医师委员会(CSMBS)主任委员

国际肥胖与代谢病外科联盟亚太区(IFSO-APC)候任主席

序 三

自 1952 年瑞士 Henrickson 医生实施了第一例营养吸收不良型减重手术后，减重代谢外科经过近 70 年的发展，已成为普通外科中具有创新意义和技术挑战的亚专科。我国减重代谢外科起步于 2000 年左右，由郑成竹教授完成了国内第一例腔镜下减重手术。目前形成以袖状胃切除、胃旁路术为主的经典减重代谢手术。如何让我国 1 亿多的肥胖与 2 型糖尿病人口成功减重降糖，是无数医务工作者的毕生追求。而其中减重与代谢外科是整个治疗体系中不可或缺的一个环节，地位也将越来越重要。

所谓"上医治未病"，就是医务工作者需要更积极参与到健康维护、疾病的预防、早期诊断和早期治疗的全过程中。科学普及作为其中重要环节，好比鸟之双翼、车之双轮，不可或缺、不可偏废。华中科技大学同济医学院附属协和医院推出的《肥胖减重手术知识问答》正是以传播权威医学科普为宗旨，结合多学科资源，大力宣传和普及科学的减重手术知识。该书从患者角度出发，以自我认知、预防理念、术前准备、手术方式、术后随访、效果维持等作为主线，囊括了几乎所有"胖友"在接受减重治疗过程当中可能出现的疑惑，并进行了一一解答,告别了晦涩难懂的医学知识,真正做到了深入浅出,言简意赅。希望本书的出版能够使更多需要了解该知识的人群受益,同时促进我国减重代谢外科诊治和研究的规范化发展。

中南大学湘雅三医院副院长、糖尿病与肥胖外科治疗中心主任
中国医师协会外科医师分会肥胖和糖尿病外科医师委员会(CSMBS)候任主委
中华医学会外科学分会甲状腺及代谢外科学组副组长

前 言

　　肥胖和糖尿病已成为当今世界最严重的公共健康问题之一。据世界卫生组织报道，2016 年全球范围内 18 岁及以上的成年人中逾 19 亿人超重，其中超过 6.5 亿人肥胖，所占人口比例分别为 39％ 和 13％。肥胖和超重不仅会引起 2 型糖尿病，还会导致高血压、高血脂、甚至肿瘤等多种疾病，对患者的生存及生活质量带来了严重危害。

　　然而即便医学界对于肥胖危害的认识日益深入、治疗趋于规范，但仍有很多人对于此类疾病充满了迷茫和无所适从，对通过手术减重更是闻之色变，这种矛盾体现出的是医学知识传播的盲区。目前也有很多减重方面的书籍，这些书籍多集中于描述如何通过饮食或者运动达到瘦身目的，对于仅仅是超重，或者追求体态健美的人群而言，具有很好的指导意义，然而当体重达到肥胖标准后，就会发现这些减重传统观念的无力感，而针对这类肥胖患者如何达到健康减重的方法，以及减重过程中的各种注意事宜却从未得以详述。基于上述情形，有必要出版一本专注于此方面的书籍，希望它能对肥胖患者从进入医院就诊、治疗、康复，一直到出院后体重的维持整个过程中、各个节点里可能存在的顾虑进行解答，帮助大家科学认识肥胖、积极治疗肥胖，最终健康"享瘦"。

华中科技大学同济医学院附属协和医院普外科主任、胃肠外科主任

中华医学会外科学分会胃肠学组委员

中国医师协会外科医师分会肥胖和糖尿病外科医师委员会（CSMBS）常务委员

中国医师协会外科医师分会微创外科专委会常务委员

2019 年 8 月

目 录

1

第二篇　术前篇

第三篇　手术篇

第四篇　术后恢复篇

第五篇　术后随访篇

第六篇　多学科诊疗模式(MDT)篇

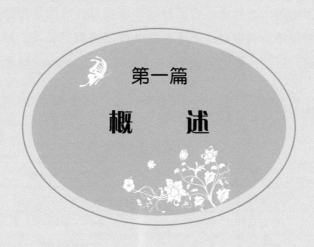

第一篇

概　述

1. 如何了解自己是否肥胖？

目前肥胖程度主要依靠体重指数来进行评估，使用这个指标可以消除不同身高对体重的影响。身体质量指数（body mass index，BMI），称作体质指数，它是用体重千克数除以身高米数的平方所得出的数值。成人 BMI 计算公式：体重指数＝体重/身高^2（kg/m^2）。

腰围是用来评判中心型肥胖的一项指标。腰围是指腋中线肋弓下缘和髂嵴连线中点的水平位置处体围的周径长度。对于我国成人而言，当男性腰围≥90 cm，女性腰围≥85 cm，即为中心型肥胖。

体重及肥胖相关测量表如表 1-1～表 1-3 所示。

表 1-1　成人体重分类

分类	BMI 值（kg/m^2）
肥胖	BMI≥28.0
超重	24.0≤BMI＜28.0
体重正常	18.5≤BMI＜24.0
体重过低	BMI＜18.5

表 1-2　成人中心型肥胖分类

分类	腰围值（cm）
中心型肥胖前期	85≤男性腰围＜90 80≤女性腰围＜85
中心型肥胖	男性腰围≥90 女性腰围≥85

表1-3　6～18岁学龄儿童青少年性别、年龄别 BMI 筛查超重与肥胖界值（单位：kg/㎡）

年龄（岁）	男生		女生	
	超重	肥胖	超重	肥胖
6.0～	16.4	17.7	16.2	17.5
6.5～	16.7	18.1	16.5	18.0
7.0～	17.0	18.7	16.8	18.5
7.5～	17.4	19.2	17.2	19.0
8.0～	17.8	19.7	17.6	19.4
8.5～	18.1	20.3	18.1	19.9
9.0～	18.5	20.8	18.5	20.4
9.5～	18.9	21.4	19.0	21.0
10.0～	19.2	21.9	19.5	21.5
10.5～	19.6	22.5	20.0	22.1
11.0～	19.9	23.0	20.5	22.7
11.5～	20.3	23.6	21.1	23.3
12.0～	20.7	24.1	21.5	23.9
12.5～	21.0	24.7	21.9	24.5
13.0～	21.4	25.2	22.2	25.0
13.5～	21.9	25.7	22.6	25.6
14.0～	22.3	26.1	22.8	25.9
14.5～	22.6	26.4	23.0	26.3
15.0～	22.9	26.6	23.2	26.6
15.5～	23.1	26.9	23.4	26.9
16.0～	23.3	27.1	23.6	27.1

年龄（岁）	男生		女生	
	超重	肥胖	超重	肥胖
16.5～	23.5	27.4	23.7	27.4
17.0～	23.7	27.6	23.8	27.6
17.5～	23.8	27.8	23.9	27.8
18.0～	24.0	28.0	24.0	28.0

2. 如何确定自己的标准体重？

男性成人标准体重（kg）＝身高（cm）－105。

女性成人标准体重（kg）＝身高（cm）－100。

2～12岁儿童标准体重（kg）＝年龄×2（kg）＋8（kg）。

3. 如何科学准确地测量体重、腰围和臀围？

测量要求：每次测量体重、腰围和臀围的时间点应该一致，尽量选择室温25℃左右，晨起空腹，排空大小便后进行。测量时衣着应当固定，不同的衣着会严重影响体重的测量，使得体重测量结果不准确。

（1）体重测量：将体重计放置平稳并调零，仅穿贴身内衣裤，平静站立于体重计踏板中央，两腿均匀负重，读数精确到0.1 kg。

（2）腰围、臀围测量：两眼平视前方，自然均匀呼吸，腹部放松，两臂自然下垂，双足并拢、均匀负重。腰围测量时裸露肋弓下缘与髂嵴之间测量部位，在双侧腋中线肋弓下缘和髂嵴连线中点处做标记（12 岁以下儿童以脐上 2 cm 为测量平面），将软尺轻轻贴住皮肤，经过双侧标记点，围绕身体一周，平静呼气末读数（图 1-1）。臀围测量时穿贴身内衣裤，将软尺轻轻贴住皮肤，经过臀部最高点，围绕身体一周读数（图 1-2）。测量两次取平均值，读数精确到 0.1 cm。

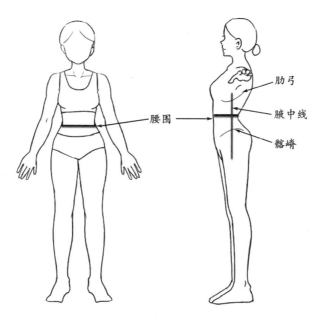

肋弓

腋中线

髂嵴

腰围

图 1-1　腰围的测量方法

4. 肥胖的原因有哪些?

肥胖的致病因素多种多样，其发生发展，是遗传因素、环境因素及生活方式等多种因素间相互作用的结果。科学研究发现，

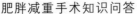
不同个体对能量摄入、食物的生热作用和体重调节反应不同，受遗传特点（如生理、代谢）和生活方式（如社会、行为、文化、膳食、活动量和心理因素）影响。

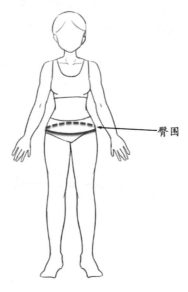

图 1-2　臀围的测量方法

5. 肥胖的发病率高吗？

伴随着经济的发展，我国肥胖发病率呈现明显上升趋势。

根据 1992 年我国全国营养调查资料显示，20～60 岁成年人中，超重者占人群的 14.4%，肥胖者占 1.5%。

2002 年"中国居民营养与健康状况调查数据"显示，我国成人超重率为 22.8%，肥胖率为 7.1%。大城市成人超重率与肥胖率分别高达 30% 和 12.3%，儿童肥胖率达 8.1%。

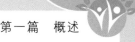

2015 年国家卫计委发布《中国居民营养与慢性病状况报告（2015 年）》中指出，全国 18 岁及以上成人超重率为 30.1％，肥胖率为 11.9％，6～17 岁儿童青少年超重率为 9.6％，肥胖率为 6.4％。

6. 肥胖的人是不是都有营养过剩？

人体的各种活动都需要消耗能量。从基本的生理功能（如呼吸、心跳、体温）到各种社会活动（如说话、运动、工作），都需要消耗能量。通常情况下，食物是人体能量的唯一来源。对于正常人来说，摄入食物的能量与活动消耗的能量之间是平衡的。如果长期处于摄入能量较少、消耗能量较多的情况下，人体就会动员脂肪组织分解产生能量，以满足耗能的需求，这样就会导致人体消瘦。反之，如果能量摄入过多，消耗较少，超出部分的能量就会以脂肪的形式储存起来，导致肥胖。所以对于单纯性肥胖者来说，其能量通常都是过剩的。但是，营养物质还包括微量元素及维生素，肥胖人群常存在微量元素和维生素的不足或缺乏。有研究表明，肥胖患者的血清钒、铁、钴、硒、锶、维生素 D 等营养物质的含量明显低于非肥胖人群。

7. 肥胖会遗传吗？

绝大多数情况下，遗传因素和环境因素共同作用，促成了肥胖的发生。目前普遍认为肥胖如同高血压、糖尿病一样，属于多基因遗传性疾病，遗传背景是引起肥胖的重要原因。研究发现，肥胖者中 60%～80%有肥胖家族史，双亲都瘦或体格正常者，其子女肥胖发生率仅为 10%，父母中有一方肥胖，其子女肥胖率为 50%，若父母双方均肥胖，则子女肥胖率为 60%～80%。肥胖这种家族特征可能包含共同的生活环境和饮食习惯因素。根据家系、双胞胎及领养子女的研究，在排除共同环境因素的影响后，遗传因素在肥胖发病机制中的参与程度至少在 20%～40%。

遗传因素虽然在一定程度上影响肥胖的发生发展，然而人类肥胖基因表型是复杂的多基因系统，且伴有基因—环境—基因的相互作用。目前认为遗传与环境因素有协同作用，只有那些具有肥胖倾向的人暴露于"致肥"环境中，肥胖才得以发生。比如从小自父母那里继承偏好吃油性食物或油炸食物习惯的人，常常不怎么吃蔬菜，易导致肥胖，还常常把这种不好的习惯传递给自己的后代。

 肥胖是疾病吗？肥胖对健康有哪些危害？

肥胖症是一种由多因素引起的慢性代谢性疾病，早在 1948 年世界卫生组织已经将其列入疾病分类名单。超重和肥胖症会引发一系列健康、社会和心理问题。肥胖与许多影响健康和寿命的疾病相关，并且可能是这些疾病的诱发因素。肥胖症的并发症包括 2 型糖尿病、心血管疾病（高血压、冠心病、心肌梗死、周围血管疾病）、脑血管意外、血脂异常、肥胖相关性肝病、胃肠道疾病、生殖系统疾病、骨关节炎、皮肤疾病、某些恶性肿瘤等，同时肥胖还可导致精神心理障碍。

9. 肥胖为什么分单纯性和继发性两种? 两者有什么区别?

按照肥胖症的病因进行分类,肥胖可分为单纯性肥胖和继发性肥胖。无内分泌疾病或找不出可能引起肥胖的特殊病因的肥胖症称为单纯性肥胖,占肥胖症总人数的95%以上。继发性肥胖是由于内分泌疾病、导致肥胖的药物、遗传综合征、单基因突变等病因所导致的肥胖症。

甲状腺功能减退症、多囊卵巢综合征、库欣综合征、垂体疾病、下丘脑病变等内分泌疾病的患者可出现继发性肥胖。糖皮质激素、降糖药、精神类药物、β肾上腺素受体阻滞剂等药物的使用也可导致肥胖的发生。这部分肥胖症有明确的原发病,治疗原发病后即可根治肥胖,故其治疗方法和预后均与单纯性肥胖不同。

10. 肥胖与2型糖尿病有什么样的关系?

肥胖和2型糖尿病关系密切,中国超重与肥胖人群的糖尿病患病率分别为12.8%和18.5%;而在糖尿病患者中,超重比例为41%,肥胖比例为24.3%,中心型肥胖比例高达45.4%。肥胖持续的时间越长,发生2型糖尿病的危险性越大。儿童青少年时期开始肥胖、18岁后体重持续增加和腹部脂肪堆积者,患2型糖尿病的危险性更大。

体重增加是2型糖尿病发生的独立危险因素,体重或腰围增加均可加重胰岛素抵抗，增加 2 型糖尿病的发病风险，以及血糖的控制难度。与单纯肥胖的患者相比，2 型糖尿病合并肥胖患者减重并维持体重更加困难。首先，肥胖患者的胰岛素水平显著增高，而胰岛素具有抑制脂肪分解、促进脂肪合成的作用。其次，肥胖本身与糖尿病患者存在的其他代谢异常协同作用，可加重 2 型糖尿病的胰岛素抵抗。与白种人相比，中国人肥胖程度较轻，而体脂分布趋向于腹腔内聚集，更易形成中心型肥胖。内脏脂肪增加，可能是肥胖患者发生胰岛素抵抗的主要原因。

11. 肥胖为什么会增加癌症的发生率？

大量的研究表明，超重和肥胖会增加许多癌症的发生风险，如消化道肿瘤（包括食管、结直肠、肝、胆、胰）和血液系统肿瘤（非霍奇金淋巴瘤、多发性骨髓瘤），也有报道称男性前列腺癌和女性乳腺癌、子宫内膜癌与肥胖有关。肥胖症与恶性肿瘤之间的关联，可能是由于身体脂肪的分布、饮食、激素、免疫和细胞炎症因子出现异常等不同因素所致。研究表明，缺乏适量运动的肥胖患者，其自然杀伤细胞活性降低，一些淋巴细胞增殖受到抑制，损害了细胞免疫功能，导致免疫功能的紊乱，易诱发肿瘤。有的科学家认为肥胖是一种"低度的炎症状态"，可以诱导细胞分泌炎症因子，慢性炎症能诱导细胞分化，增加细胞复制过程中出错及 DNA 突变的概率，从而诱发肿瘤。此外，肥胖还可以影响胰岛素、胰岛素样生长因子-1、生长激素、雌激素、雄激素等激素的水平变化，从而促进多种肿瘤的进展。

（钟雪玉　曾天舒）

什么是减重代谢外科？哪里可以找到这样的科室？

减重代谢外科的治疗目的由单一治疗肥胖，逐步增加治疗 2 型糖尿病，进而转变成当今治疗肥胖及其伴随的代谢性疾病（包括内分泌系统、循环系统、呼吸系统、生殖系统等）一门单独学科。其专业学科名称也经历多种变化，先后出现肥胖外科（obesity surgery）、减重外科（bariatric surgery，weight loss surgery）、糖尿病外科（diabetes surgery），以及目前全球最普遍采用的名称——减重代谢外科（metabolic and bariatric surgery）。美国 1983 年成立美国减重外科协会（American Society for Bariatric Surgery，ASBS），并随着减重代谢外科的上述演变于 2007 年更名为美国减重代谢外科协会（American Society for Metabolic and Bariatric Surgery，ASMBS）。我国也于 2012 年成立了国内首个减重代谢外科学术组织——中国医师协会外科医师分会肥胖和糖尿病外科医师委员会（Chinese Society for Metabolic and Bariatric Surgery，CSMBS）。

目前国内一些医院会设立专门的减重中心，但大多数医院仍然是由胃肠外科负责减重代谢外科相关治疗。

13. 哪些人适合接受减重手术？

（1）病程≤15 年，空腹血清 C 肽≥正常值下限的 1/2。

（2）积极手术：BMI≥32.5 kg/m²。考虑手术：BMI 27.5～

$32.5\,kg/m^2$，合并有至少 2 个肥胖相关的代谢性疾病，如糖尿病、高血压、高血脂、阻塞性睡眠呼吸暂停综合征、非酒精性脂肪性肝病、多囊卵巢综合征、变形性关节炎等。慎重手术：BMI 为 $25.0\sim27.5\,kg/m^2$，即使合并有至少上述 2 个肥胖相关代谢综合征组分。

（3）腰围：男性≥90 cm，女性≥85 cm，酌情提高手术推荐等级。

（4）年龄：16～65 岁。

（5）对于 BMI≥$50\,kg/m^2$ 的极重度肥胖患者，或者心肺功能不全、不能耐受较长时间麻醉及手术者，可作为分步减重手术的第一步，待体重下降情况好转后再行胃旁路手术。

14. 哪些人不适合接受减重手术？

（1）明确诊断为非肥胖型 1 型糖尿病。

（2）以治疗 2 型糖尿病为目的的患者胰岛 B 细胞功能已基本丧失。

（3）BMI＜$25.0\,kg/m^2$ 者目前不推荐手术。

（4）妊娠糖尿病及某些特殊类型糖尿病患者。

（5）滥用药物或酒精成瘾或患有难以控制的精神疾病。

（6）智力障碍或智力不成熟，行为不能自控者。

（7）对手术预期不符合实际者。

（8）不愿承担手术潜在并发症风险者。

（9）不能配合术后饮食及生活习惯的改变，依从性差者。

（10）全身状况差，难以耐受全身麻醉或手术者。

是否所有 2 型糖尿病患者都可以做减重手术？

不是所有 2 型糖尿病患者都适合做减重手术，入选标准如表 1-4 所示。

表 1-4　适合做减重手术的 2 型糖尿病患者情况

BMI（kg/m²）	临床情况	手术推荐等级
≥32.5	无	积极手术
27.5～32.5	患有 2 型糖尿病，经改变生活方式和药物治疗难以控制血糖且至少符合额外的 2 个代谢综合征组分①，或存在并发症②	可考虑手术
25.0～27.5	患有 2 型糖尿病，经改变生活方式和药物治疗难以控制血糖且至少符合额外的 2 个代谢综合征组分①，或存在并发症②	慎重开展手术

注：①代谢综合征组分高三酰甘油、低高密度脂蛋白胆固醇、高血压；
②并发症：糖代谢异常及胰岛素抵抗、阻塞性睡眠呼吸暂停综合征、非酒精性脂肪性肝炎（NASH）、内分泌功能异常、高尿酸血症、男性性功能异常、多囊卵巢综合征、变形性关节炎、肾功能异常等，尤其是具有心血管风险因素或 2 型糖尿病慢性并发症。

16. **减重手术的效果如何？是否一劳永逸？**

根据目前全球的临床数据及经验，胃旁路术后 1 年多余体重减少百分比（EWL，%）为 65%～70%，2 型糖尿病缓解率为 80%～85%。袖状胃术后 1 年 EWL 为 30%～60%，T_2DM 缓解率约为 65%。这两种目前应用最为广泛的减重术式在控制 2 型糖尿病及其他代谢性疾病的疗效要优于药物治疗，这在术后 2 年左右尤为明显。虽然随着时间的延长，治疗有效性会逐渐降低，但即便到术后 5 年，效果还是显著优于内科保守治疗。

但是减重手术术后并非万事大吉，要想取得良好的治疗效果，只有手术成功是远远不够的，还需要患者遵循医生建议补充维生素、微量元素和钙等；需要制定合理、健康的饮食和运动方案；需要定期复查，及时对术后可能出现的并发症和体重控制不佳进行尽早诊断及治疗。

17. 减重手术的安全性如何？有哪些可能出现的并发症？

任何有创性操作都存在出现并发症的可能，减重手术也不例外。

根据目前全球范围的临床数据来看，不同减重术式因操作方式迥异，手术相关的并发症发生率也不尽相同。总的来说，减重效果越显著，术后的短期及长期并发症发生率也就越高。术后短期并发症主要包括：术后出血和残胃瘘等；长期并发症包括：营养相关并发症，胃食管反流，胆道结石和复胖等。

作为一种起源于 20 世纪 50 年代的治疗理念，减重手术经过几十年发展，其安全性和有效性都已经得到了广泛的证实与肯定。而且结合我国国情，我国的减重代谢外科专家共同制定了《中国肥胖和 2 型糖尿病外科治疗指南》，并不断进行更新，使得手术尽可能的规范化，进一步降低手术相关的并发症发生率及死亡率。目前可以肯定的是，减重手术是一种安全有效的治疗方式。

18. **不同 BMI 值的糖尿病患者接受减重手术后糖尿病症状缓解效果有差异吗?**

一般来说 BMI 常常是影响术后糖尿病症状缓解效果的重要因素。体重越重,接受减重手术后体重的降低越明显,随之带来的包括 2 型糖尿病在内的代谢性疾病的缓解也就越为明显。

19. **吸脂手术算减重手术吗?**

吸脂手术也称为脂肪抽吸术,是利用负压的原理,将人体局部堆积的皮下脂肪组织借助于针管或吸引器吸出体外,而达到体形雕塑的目的。这种方式只能改善身体某些部位的形态,对于肥胖及肥胖所带来的代谢性、妇科、骨科等疾病没有任何治疗作用,而且还要承担伤口感染、神经损伤、麻醉不良反应等风险。所以吸脂手术并不是减重手术。

20. **医生是如何看待减肥药的?**

早在 19 世纪末西方就已出现用药物来治疗肥胖的方法。减肥药种类数不胜数,层出不穷,但安全性问题仍是整个社会关注的焦点。随着超重和肥胖的人数逐渐增多,市面上减肥药到底哪些才能用?如何使用才能算是安全的呢?

减肥药物种类繁多,从表 1-5 我们能看出即便是已被批准上市的减肥药物都会因如此多而严重的副作用被迫撤市,而那些通过网络、微信等途径销售的减肥药物更是毫无安全性可言，随意服用此类药物往往是"用生命来减肥"，危害极大。那目前究竟有没有可以安全使用的减肥药呢？

表 1-5　相关减肥药作用机制及撤市原因

药物	作用机制	撤市原因
芬氟拉明	抑制食欲	会导致心脏瓣膜严重受损
盐酸苯丙醇胺	增加产热，减少食欲	有出血性 / 缺血性卒中、心肌梗死、高血压危象等不良反应
利莫那班	抑制食欲和改善肥胖相关的胰岛素抵抗作用	具有神经系统副作用，如癫痫发作、抑郁、焦虑、失眠、攻击性和自杀倾向
西布曲明	增强饱食感，抑制食欲	心脏及神经系统方面的严重不良反应

　　目前我国合法的减肥药只有一种——奥利司他。该药于 2001 年在我国上市，2007 年被批准为减肥非处方药。它属于长效和强效的特异性胃肠道脂酶抑制剂，能够特异性抑制人体胃肠道中负责消化脂肪的酶，阻止脂肪在消化道的吸收，从而减少热量摄入，达到控制体重的目的。适应证为：肥胖和体重超重者包括那些已经出现与肥胖相关的危险因素（高胆固醇血症、2 型糖尿病、糖耐量低减、高胰岛素血症、高血压）的患者的长期治疗。使用本药过程中需要注意的是：①孕妇、慢性吸收不良综合征、胆汁郁积症患者、器质性肥胖患者（如甲状腺机能减退）禁用。18 岁以下儿童及哺乳期妇女不宜使用本品。②服用奥利司他后出现任何肝功能障碍症状和体征（如食欲减退、瘙痒、黄疸、尿色深、

粪便色浅、右上腹疼痛）时，应立即停用奥利司他和其他可疑药品，并检验肝功能。③由于脂肪吸收受限，一些脂溶性维生素（如维生素 A、维生素 D、维生素 E 和维生素 K）和矿物质（如钙）也容易出现吸收不良。长期用药者，需要额外补充这些物质。④开始使用时会有脂肪泻的困扰，建议穿着成人纸尿裤。

此外，氯卡色林、芬特明-托吡酯复方片剂、纳曲酮/安非他酮复方制剂、利拉鲁肽也是目前被美国食品药品监督管理局（FDA）批准的减肥药，但目前均未被我国批准上市销售。

体重不是一两天增加的，所以减重也必然是个长期工程，没有捷径可走，如果你确实有使用此类药物的需求，请反复提醒自己：①药物不是想吃就能吃，为了自身安全，必须在医生指导下科学应用。②不要指望药物一劳永逸解决肥胖，它们只是严格饮食管理、持续规律运动后的补充治疗。③妊娠者禁用所有减肥药。

 "微胖"可以做减重手术吗？

"微胖"一般形容介于肥胖和正常体重之间的体型，即超重（BMI 为 $25\sim27.5\ \mathrm{kg/m^2}$），对于这类人群，如果没有合并代谢性疾病，是不建议进行减重手术的。而且即便患有 2 型糖尿病，也是建议先通过改变生活方式和药物治疗来控制血糖。如果经上述方式仍难以控制血糖，且至少符合额外的 2 个代谢综合征组分或存在并发症，才能在慎重考虑下开展手术。

简而言之，"微胖"的人群一般不建议接受减重手术治疗，即使合并一些难以控制的并发症也需要非常慎重地评估才能开展手术。

22. 儿童和青少年肥胖有哪些特点？这类人群适合做减重手术吗？

儿童和青少年肥胖容易伴随焦虑、自卑等心理问题，同时也是成人肥胖、糖尿病、心血管疾病及其他代谢性疾病和肿瘤的潜在危险因素。而且由于与生长发育的紧密关系，儿童和青少年肥胖的衡量标准有其特殊性，目前还没有适合我国儿童和青少年的BMI临界值。

由于减重手术的长期成功取决于术后的行为改变，对于儿童和青少年，需要先考虑患者能否有良好的自控能力来接受手术后所必需的生活习惯和行为改变。在年龄要求方面，美国目前仍无被广泛接受的年龄限制，美国国立卫生研究院建议患者年龄须＞18岁。由于肥胖症在儿童和青少年中的发病率越来越高，美国越来越多的中心开始开展青少年和儿童的减重外科治疗。目前所积累的临床资料显示，对于儿童和青少年肥胖症的减重外科治疗，其效果不亚于成年人。我国已发表的专家指导意见和共识中，一般要求患者年龄为16～65岁，而对于青少年，可根据骨龄和心理成熟程度，灵活掌握患者的入选年龄。

23. 老年人可以做减重手术吗？

对于老年人，应主要考虑手术风险、生存时限，以及患者是否可以改变其终生所养成的生活行为习惯等问题。然而，随着围术期管理水平的提高和微创手术技术的进步，手术风险得到了良好控制，越来越多的中心也为年龄＞65岁的患者进行减重手术，结局与其他成年人无差异。在年龄要求方面，美国目前仍无被广泛接受的年龄限制。美国国立卫生研究院建议患者年龄须＞18岁，但对年龄上限并没有推荐。老年人心肺功能可能减退，且常合并其他基础疾病，手术风险可能相应增加，患者的风险和获益比例失衡，所以目前暂不推荐对高龄老年患者施行减重手术。

24. 什么是小胖威利综合征？是否可以通过减重手术治疗？

小胖威利综合征临床上一般称为 Prader-Willi 综合征，是一种复杂的多系统异常的临床综合征，主要特征是新生儿肌张力低下，随着年龄的增长进一步表现为发育迟缓、身材矮小、行为异常、过度肥胖、下丘脑性性腺发育不良及特征性外貌。

对患有小胖威利综合征的病态肥胖患者进行的手术治疗，开始于 20 世纪 80 年代。通过胃旁路术和袖状胃切除术，患者无论是体重还是其他肥胖相关疾病的发生率如 2 型糖尿病、高血压、高脂血症等都能获得明显的改善。

（白　洁　帅晓明）

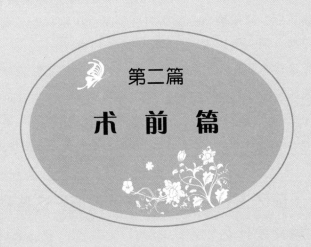

第二篇

术 前 篇

1. 入院时如何简洁清晰地告知医生自己的身体情况？

除了普通外科常规的现病史、既往史、个人史、家族遗传病史外，减重手术术前还需要告知医生如下资料：体重增长的时间、速度；日常饮食习惯及特殊饮食嗜好等；是否尝试控制体重，效果如何；2 型糖尿病病程及治疗情况；肥胖相关疾病病史，包括高脂血症、高尿酸血症、脂肪肝、高血压病、冠心病、睡眠呼吸暂停综合征、闭经或多囊卵巢综合征病史。

只有这样医师才能初步明确患者病情，评估肥胖程度，以及肥胖相关代谢疾病，并评价内科保守治疗效果，初步评估患者是否符合手术。以此为基础，医生会将手术方式、预期效果、手术风险、不良后果和对策、大致费用等信息与患者进行初步交流。

2. 术前医生会测量哪些身体数值？这些数值的意义是什么？

手术之前医生会准确测量你的如下指标：身高、体重、腰围和臀围。

通过身高和体重可以计算出身体质量指数，即 BMI，以此来判断你的体重是否属于肥胖，并且确定肥胖等级，粗略评估你是否需要接受减重手术的治疗。

当男性腰围≥90 cm，女性大于 85 cm，可诊断为中心性肥胖。腰围越大，说明罹患肥胖及心脏病风险越大，比身体质量指数有更大的临床价值。

3. 为什么减重手术前要做胃镜？能不能用其他方法替代？

术前胃镜检查可用于评估患者是否伴有反流性食管炎、炎症级别及有无食管裂孔疝，同时也能排除其他器质性疾病。这对患者能否接受减重手术治疗及评估其预后至关重要。对于术前有消化道症状的患者，更是强烈建议术前行胃镜检查。但对于存在胃镜检查的相对或绝对禁忌证的患者可以考虑行上消化道造影来替代。

4. 胃镜显示有糜烂性胃炎，对减重手术有影响吗？

答案是肯定的。因为无论是选择目前常用的哪一种减重术式，都会通过手术缩小胃的体积，这就会涉及对胃壁的切割和缝合。如果在术前检查时发现糜烂性胃炎，那么缝合的胃组织愈合能力就会受到影响，会导致术后并发症——瘘的发生率增加。糜烂的严重程度越大，手术风险就越大。所以对于此类患者，一般建议先进行抑酸护胃等治疗，一段时间后复查胃镜，如果糜烂好转再考虑手术治疗。

5. 检查发现有幽门螺杆菌感染会影响手术吗？

幽门螺杆菌阳性可能增加术后发生边缘性溃疡的概率，所以对拟行胃旁路术的患者来说，建议进行 2 周的正规抗幽门螺杆菌治疗；对于拟行袖状胃切除术的患者术前是否需要抗幽门螺杆菌治疗尚无定论，如术前未进行正规抗幽门螺杆菌治疗，建议术后3 个月恢复正常饮食后，给予正规抗幽门螺杆菌治疗。

6. 减重手术前为什么要多次抽血检验？不能一次搞定吗？

不能。术前的抽血检查涉及多个临床方面的考虑，其中一些检查需要连续测定某些指标一天当中不同时间点的变化，或者药物干预前后的变化。具体包括以下几类：

（1）常规实验室检查：血常规、空腹血糖、血脂、肾功能、肝功能、电解质、凝血酶原时间或国际标准化比值（INR）、血型等。这些是几乎所有手术患者都需要进行的常规检查。

（2）测定微量营养素、血清铁、维生素 B_{12}、叶酸，对于有营养吸收不良症状或风险的患者可考虑检测更多的维生素与微量元素水平，以准确评估患者营养状态，并及时干预，以减少术后相关并发症的发生。对于术后的额外补充也具有指导意义。

（3）内分泌评估：检测糖化血红蛋白（HbA1c）、口服葡萄糖耐量实验（OGTT）、C 肽、胰岛功能、糖尿病自身抗体系列、甲状腺功能系列、性激素、皮质醇等。用于明确患者血糖情况及胰岛功能。并能以此来排除一些继发性肥胖，比如库欣综合征、甲状腺功能减退性肥胖等。

7. **肥胖患者在减重手术前需要做哪些准备？**

手术前除了胃肠手术术前常规准备外，还需要合理控制血糖和体重，以降低手术难度和风险，治疗并控制其他合并疾病，以减少手术风险，提高手术治疗效果。

8. **什么是 MDT？为什么 MDT 对于减重代谢外科非常重要？**

MDT 的中文含义是多学科诊疗模式，即医院充分利用自身资源，综合多个专科的优势与特色为患者提供诊疗支持。MDT对于减重代谢外科极其重要。

首先术前评估应由 MDT 进行，一般以减重外科医师、内分泌科医师、精神心理科医师和营养科医师为核心成员，同时根据患者具体情况邀请麻醉科、呼吸内科、心内科、妇产科、骨科、放射科医师等专科医师联合会诊，目的在于明确是否符合手术指征、有无手术禁忌证、手术风险评估以及如何降低手术风险。

手术过程中，在外科医生实施手术操作时，也需要麻醉科医师保驾护航，对于部分伴有严重心肺功能不全的患者，术后需要转至重症监护室进行观察及治疗。

患者术后顺利地恢复，以及避免术后远期并发症、保证减重效果等仍然与 MDT 团队密切相关，只有密切的随访与复查才能取得最佳的治疗效果。

（白　洁　陶凯雄）

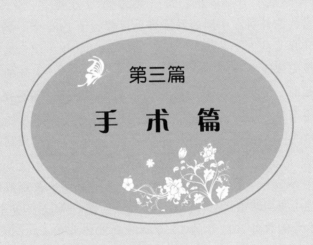

第三篇

手　术　篇

1. 减重手术开展了多少年？技术成熟吗？

1925 年，英国医生 Leyton 观察并报道胃空肠吻合术后患者糖阈得以改善，由此减重代谢外科开启了近百年的发展历程。减重代谢外科在美国起源于 20 世纪 50 年代，随着微创外科技术的进步，以及病例的积累，减重手术数量自 90 年代后期开始快速增加。其中 1998 年，美国全年所施行的减重手术数量为 12 775 例，而 2002 年达到了 70 256 例，2013 年为 17.9 万例。

减重代谢外科在中国的发展最早记载始于 1982 年，杨忠魁教授实施开腹改良 Payne 术治疗病态肥胖。1998 年中国台湾地区李威杰教授完成亚洲首例腹腔镜减重代谢外科手术，大陆的胃肠减重外科起源于 1999 年郑成竹教授施行的胃绑带术。随着我国肥胖人口逐年增多，2000—2005 年减重代谢手术在全国多地区相继开展，2012 年中国医师协会外科医师分会肥胖和 2 型糖尿病外科医师委员会（Chinese Society for Metabolic and Bariatric Surgery，CSMBS）成立后，在全国范围内倡导严格控制手术及规范手术操作，促进了我国减重代谢外科的健康发展。据 CSMBS 不完全统计，我国手术总例数由 2011 年的 1 250 例增至 2015 年的 6 862 例，开展减重代谢外科的医院由 2013 年的 21 所增加至 2015 年的 168 所。

2. 目前临床应用普遍的减重手术方式有哪些？为什么能起到减重的作用？

目前被普遍接受的标准减重术式有以下 3 种：胃袖状切除术、胃旁路术、胆胰分流-十二指肠转位术。总的来说，减重手术是通过限制胃容积，减少摄食量、减少营养物质在肠道吸收为原理。不同术式各有不同及侧重（图 3-1）。

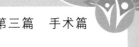

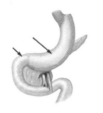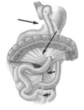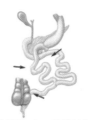

腹腔镜胃袖状切除术　　腹腔镜胃旁路术　　胆胰分流–十二指肠转位术

图 3-1　不同调重术式

 ## 如何选择一个适合自己的手术方式？

一个适合患者个体的手术方式需要满足以下要求：

（1）患者的病情：BMI，合并的代谢综合征，糖尿病情况（用药、病程及控制情况）等。

（2）患者的家族史及疾病史：术前必需详细了解患者的自身情况和未来可能会罹患的疾病，以免因某种术式带来的特定的解剖结构改变给患者带来长远的潜在风险。

（3）患者的家庭及社会经济情况：是否能够坚持随访，是否对切割胃和/或改变胃肠道的生理结构以及潜在风险具备理解能力。

（4）术者自身因素：医院规模、术者病例数的积累及学习曲线的过渡。

 ## 可调节式胃绑带术为什么会被逐渐淘汰？

可调节式胃绑带术术后体重的下降需要经过 2～3 年的时间，其后保持稳定，但术后疗效依赖于对绑带的调节及严格的术后随访。胃绑带术后 2～3 年多余体质量减少率（percentage of excess weight loss，EWL）可达到 40％～55％；而中长期（4～12 年）随访数据来看各方报道结果差异较大，EWL 在 25％～70％不等。大量的临床数据表明，胃绑带术后出现进食后不适、绑带滑脱及绑带对胃壁的侵蚀而造成减重手术后的疗效欠佳。同时其作用机制局限于对食物摄入的限制，因而对 2 型糖尿病治疗作用有限。我国目前已较少开展该类手术，更多的是因绑带失效而施行的绑带取出及再次修复性手术。

5. 以前做过可调节式胃绑带术，现在出现了手术并发症，该怎么办？

胃绑带术术后并发症主要有以下几种：

（1）恶心、呕吐：其为术后第一年最常见的并发症。术后即出现恶心、呕吐症状多因麻醉药物反应、束带过紧、手术后胃壁水肿或束带位置放置不当等导致；后期则常为患者进食过快、胃束带注水过多导致。术后应使用胃镜检查束带位置是否适宜、有无流出道梗阻情况发生，并常规早期采用止吐药物加以预防。

（2）切口感染：肥胖患者腹部脂肪较厚，手术易形成脂肪液化坏死，局部感染灶形成，同时因患者多合并糖尿病，易造成继发感染。术后可通过预防性使用抗生素、严格控制血糖等措施，降低切口感染的发生率。

（3）胃绑带/注水泵移位：多由于术中胃绑带/注水泵包埋固定不满意造成，术中应确切固定、包埋胃束带/注水泵以降低其发生率。若术后发生此情况，应立即手术进行调整。

（4）胃小囊或食管下端扩张：术后早期发生多为手术缺陷所致，与束带移位有关；远期则与患者过量摄食或术中胃小囊设定容积过大有关。术中将胃小囊容积控制在 10～15 ml，并同时确切包埋胃绑带是减少胃小囊扩张的根本措施。若术后发生此情况，应进行手术调整胃绑带位置及胃小囊容积。

6. 以前做过可调节式胃绑带术，现在减重效果不好，有什么办法？

若患者为单纯性肥胖无其他严重并发症建议改做胃袖状切除术；若患者为中重度肥胖伴发 2 型糖尿病、睡眠呼吸暂停低通气综合征、难以控制的高血压等严重并发症可考虑改做胃旁路术。

7. 用达·芬奇机器人做减重手术是否可行？有什么优势？

目前常用的减重手术如胃旁路术和胃袖状切除术均可用达·芬奇机器人完成。达·芬奇机器人优势主要体现在以下几个方面。

（1）精准：达·芬奇机器人拥有高清三维成像系统，高分辨率的立体腔镜可以将手术切口内的影像放大 10～15 倍，相比于普通腔镜的 2D 成像，手术医生可以更好地把握操作距离、更清晰地辨认组织结构，提高手术的精准度。

（2）精细：相比于传统腔镜只能在 4 个自由度上进行操作，达·芬奇机器人的仿真手腕器械可以在 7 个自由度上手术，它突破了人手的局限性，比人手更灵活、更准确，尤其是在狭窄的手术空间内，操作更有优势。

（3）微创：开阔的视野、精准的操作，使得达·芬奇机器人手术对正常组织的损伤更少，患者术中出血更少，痛苦更小，住院时间更短，恢复更快。

（4）安全：人手的颤动会增加术中组织脏器的损伤，达·芬奇机器人的控制器会自动滤除震颤，使器械更稳定，更好地保护神经和血管，让手术更安全。并且术中医生采取坐姿，减少医生因疲劳导致的失误，尤其是长时间、复杂的手术。

达·芬奇机器人手术过程如图 3-2 所示。

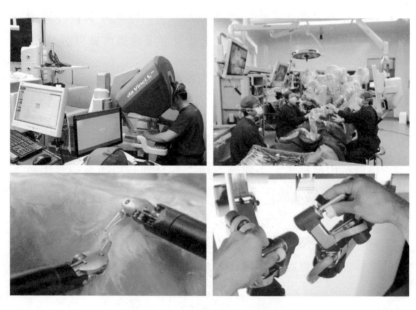

图 3-2　达·芬奇机器人手术过程

胃袖状切除术的优缺点及适应证有哪些？

（1）优点：手术操作简单，保持原胃肠道解剖关系，减重效果较好，对 2 型糖尿病患者的糖代谢及其他代谢指标改善程度较好，并发症少，术后恢复快。

（2）缺点：术后可能出现食管裂孔疝、加重或新发胃食管反流病。对于 2 型糖尿病、睡眠呼吸暂停低通气综合征、难以控制的高血压等较严重并发症的缓解效果不如胃旁路手术。

（3）适应证：对于目前现存代谢手术的适应证并没有特别明确的界限，在满足代谢手术适应证的情况下再根据患者的病情及个体需求选择具体的手术方式。对于 BMI≥50 kg/m² 的重度肥胖患者，或者心肺功能不全、不能耐受较长时间麻醉及手术者，可分步进行减重手术，先行胃袖状切除术，待体重下降、身体情况好转后再行胃旁路手术。胃袖状切除术常用于轻中度单纯肥胖、轻中度肥胖伴非严重并发症、重度肥胖一期手术。

 为什么胃袖状切除术是现今手术量增长最快的减重术式？

腹腔镜下胃切袖状除手术在减重代谢外科发展早期，因操作相对简单，并发症少，作为超级肥胖患者的先期手术，而没有被认为是治疗的最终手术。2000 年以后大量临床数据证实其术后短期疗效与腹腔镜下胃旁路术相当，因而逐渐被广泛开展。在术式选择方面，以降低体重为目的的肥胖患者，胃袖状切除术更具优势，不但可以达到与腹腔镜下胃旁路手术相似的治疗效果，出现并发症的风险也要低于胃旁路术。这也是近年来，腹腔镜下胃袖状切除手术比例不断上升的重要原因之一。

10. 胃旁路术的优缺点及适应证有哪些？

（1）优点：其为减重代谢外科最常用、有效的术式，除减重效果显著外，对糖代谢及其他代谢指标改善程度也较高，可作为减重代谢外科首选术式。

（2）缺点：手术操作复杂、改变正常胃肠生理结构、术后并发症相对多、恢复时间相对长。

（3）适应证：其基本手术适应证与袖状胃切除术相同。基于其特点，胃旁路术常用于中重度单纯肥胖、中重度肥胖伴严重并发症、其他代谢手术失败或复发后的二期手术。

11. 为什么胃旁路术是手术治疗 2 型糖尿病的首选术式？

胃旁路术除减重效果十分显著外，其缓解糖尿病的效果也十分显著。其术后 1 年多余体重减少百分比（EWL,%）为 65%～70%，2 型糖尿病缓解率为 80%～85%。胆胰分流-十二指肠转位术，术后 1 年多余体重减少百分比为 70%，2 型糖尿病缓解率达到 95%～100%。但其术后并发症和死亡率均高于胃旁路术，因此综合比较，胃旁路术为治疗 2 型糖尿病的首选术式。

胆胰分流-十二指肠转位术的优缺点及适应证有哪些？

（1）优点：其在减重和代谢指标控制方面均优于其他术式，可以纠正胰岛素抵抗。术后 1 年％EWL（excess weight loss）为 70％，2 型糖尿病缓解率达到 95％～100％。

（2）缺点：此手术操作难度较大，且随着共同肠道长度缩短，营养缺乏风险相应增加，术后营养相关并发症多，并发症发生率（5.0％）及病死率（1.0％）均高于其他术式。

（3）适应证：其基本手术适应证与胃袖状切除术相同。虽然胆胰分流-十二指肠转位术减重及缓解并肥胖发症的作用均十分突出，但是其严重的术后并发症将影响患者生活质量，因此，此手术方式的应用受到了一定限制。

当 BMI≥50 kg/m^2 时，即为超级肥胖。超级肥胖的患者往往伴有严重的并发症，如 2 型糖尿病、睡眠呼吸暂停低通气综合征、非酒精性脂肪肝病、高血压等。此情况下患者对手术及麻醉的耐受性降低，一次性完成复杂的减重手术后出现并发症及死亡的风险增加。

针对超级肥胖的患者，减肥手术方案建议采用两步法，第一步先进行简单的胃袖状切除术，初步减轻患者体重、缓解相关并发症；第二步再进行更为复杂的胃旁路术等。研究报道，通过两步法对超级肥胖患者进行减重，手术风险及术后并发症发生率下降，且减重效果较一步法更为显著。

13. 什么是加速康复外科？减重手术如何体现加速康复外科的理念？

加速康复外科（enhanced recovery after surgery，ERAS）是以循证医学证据为基础，以减少手术患者的生理及心理的创伤应激反应为目的，通过外科、麻醉、护理、营养等多学科协作，对围手术期处理的临床路径予以优化，从而减少围手术期应激反应及术后并发症，缩短住院时间，促进患者康复。这一优化的临床路径贯穿于住院前、手术前、手术中、手术后、出院后的完整治疗过程，其核心是强调以服务患者为中心的诊疗理念。

减重手术主要通过贯穿于入院前咨询至术后随访的多学科团队合作来体现加速康复外科的理念。患者有手术意向时可向团队进行咨询了解治疗流程；入院后内分泌科、营养科、呼吸科等检查评估患者病情、治疗/缓解患者基础疾病、调整患者身体状态、制定详细治疗方案；手术科室和麻醉科合作完成手术；术后患者返回内分泌科进行术后恢复，并由营养科制定术后饮食方案；出院后，定期随访并建立绿色通道以方便患者复查。

14. 术前伴有胃食管反流病的患者，减重手术方式有何特殊性？

胃食管反流性疾病是胃或十二指肠内容物反流入食管引起的疾病，是一种食管胃动力性疾病。其持续发展可导致严重并发症，如食管狭窄、溃疡、出血及巴瑞特（Barrett）食管，后者为癌前期病变。还可能发生食管外的并发症，如酸性喉炎、呼吸道痉挛、肺损伤并发症等。

关于胃袖状切除术与胃食管反流病之间的关系目前仍存在很大争议，部分研究发现胃袖状切除术后会引起新发的或加重原有的胃食管反流病；而有研究则认为胃袖状切除术与术后新发胃食管反流病无显著关联。目前对于术后的胃食管反流病治疗上以药物治疗为主（抑酸药），当药物治疗无效时，可考虑行胃旁路术予以治疗。

所以，目前对于术前已存在胃食管反流病的肥胖患者来说，胃旁路术是减重及缓解胃食管反流病的首选术式。同时，术前应明确胃食管反流病的病因，若其病因为食管裂孔疝，术中应行食管裂孔疝修补术。

15. 减重手术切下的标本为何要送病理检查？

术中切下的手术标本原则上应进行常规病理检查以进一步明确诊断，有助于术后治疗方案的制定；若肥胖患者伴有其他胃肠道器质性病变，术中标本病检有助于明确患者病情，以选择最佳手术方式及术后治疗方案。

（夏泽锋　陶凯雄）

第四篇

术后恢复篇

1. 为什么有些患者接受完减重手术后要去重症监护室（ICU）观察治疗？

重度肥胖（BMI≥50 kg/m²）患者术前大多并发高血压、高血脂、阻塞性睡眠呼吸暂停低通气综合征等严重疾病。这些严重并发症导致患者心脏功能及呼吸功能较差，在经过麻醉及手术刺激后，患者术后自身恢复能力差，容易发生呼吸和循环障碍。为避免术后严重并发症及帮助患者顺利恢复，建议此类患者术后应保留气管插管进入重症监护室进行观察，待情况稳定后可进入普通病房。

2. 为什么减重手术后麻醉清醒后不能立即喝水？

减重手术在全身麻醉状态下进行，术后患者的胃肠及吞咽功能需要一定时间进行恢复，在没有完全清醒情况下喝水容易发生呛咳堵塞呼吸道造成危险。同时，减重手术为胃肠道手术，其吻合口在胃及肠道，术后过早进食进水不利于胃肠道吻合口愈合。

3. 为什么减重手术后会出现呕吐？

减重手术后会出现呕吐的原因有以下几点：①减重手术在全身麻醉状态下进行，吸入麻醉剂可引起部分患者术后出现恶心、呕吐症状。②减重手术为胃肠道手术，手术过程中胃肠道受到牵拉刺激胃肠道的迷走神经，术后患者可出现恶心、呕吐症状。③术后使用的部分镇痛药（阿片类）可引起呕吐。④减重手术缩小胃的容积，术后短期内进食过快或相对过多可引起呕吐情况。

所以术后的呕吐并不需要过于担心，及时对症处理，使用止吐药物一般可以缓解。

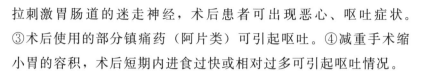

4. 为什么减重手术后出现反酸、烧心？

减重手术在术中均切除了大部分的胃组织，术后碱性胆汁、胰液、肠液易反流入胃中或食管下段，从而引起碱性反流性胃炎或反流性食管炎。其主要症状为上腹部或胸骨后烧灼痛、呕吐胆汁等。碱性反流性胃炎可服用胃黏膜保护剂、胃动力药及胆汁酸结合药物等进行治疗。反流性食管炎可采用少食多餐、进餐后适当活动等方法减轻症状，同时可根据具体症状服用抑酸药物进行治疗。

5. 为什么减重手术后需要使用抗凝药物，而且医生会建议尽早下床活动？

减重手术后使用抗凝药物的目的在于预防下肢深静脉血栓的形成。患者手术中全身麻醉导致周围血管扩张，血液流速减慢；手术中麻醉作用使下肢肌肉完全麻痹，失去收缩功能；术后又因切口疼痛和其他原因卧床休息，下肢肌肉处于松弛状态，导致血流滞缓，诱发下肢深静脉血栓形成。下肢深静脉血栓形成后，轻者出现下肢疼痛，重者则出现肺栓塞而危及生命。

　　肥胖患者因缺乏运动、喜爱高脂食物使得血液黏稠度高。手术中麻醉及手术后行动不便、长期卧床等，均会增加下肢深静脉血栓形成的概率。因此，术后需使用抗凝药物并建议尽早下床活动以预防下肢深静脉血栓形成。

6. 为什么减重手术后进食半流质饮食会出现腹胀或呕吐？有办法预防吗？

　　术后过早进食半流质食物或恢复期间进食半流质食物速度过快均可能导致胃出口阻塞从而出现腹胀或呕吐症状。因此，为预防呕吐、腹胀等情况发生，术后根据身体恢复情况按清流→流质→半流质→固体顺序进行食物选择，进食速度宜放慢，每餐进食时间约为半小时，同时遵循少量多餐、细嚼慢咽的原则。

7. 为什么术后进食糖类食物时会出冷汗、心悸等不适症状？

　　此症状称为"倾倒综合征"，常见于胃旁路手术后。胃旁路手术的特点之一在于通过改变正常胃肠道生理结构，缩短了食物进入小肠的时间。当属于高渗性食物的糖类快速进入小肠时，身体为保持渗透压平衡而使体内大量水分进入小肠内，导致体内血容量不足，从而出现出冷汗、心悸、血压下降、恶心、呕吐、腹泻等全身性躯体症状和胃肠道症状。

　　因此，胃旁路手术后，进食后如有症状应平卧，尽量进食营养高而易消化的固体食物，少食多餐，并避免过甜、过咸、过浓饮食和乳制品，饮水和流食可在两餐之间而不在餐时进服。

胃袖状切除术究竟会增加还是减少胃食管反流症状？

目前对于此问题的结论存在较大争议。部分研究表明，胃袖状切除术可缓解胃食管反流症状，而部分研究结论则完全相反。目前对胃食管反流病的发病、治疗效果缺乏统一的评判标准，从而导致不同研究使用的标准存在差异，最终导致结果出现差异。因此，目前没有明确证据表明胃袖状切除术会增加或缓解胃食管反流症状，但胃旁路术是已经得到证实的对伴有胃食管反流病或食管裂孔疝的严重肥胖症患者的首选术式。

（王清波　李　欣　夏泽锋）

第五篇

术后随访篇

1. 对接受减重手术的患者为什么建议进行终身随访?

减重手术是近 10 年来国内外临床研究公认的有效的中重度肥胖治疗手段。减重手术不仅可以有效地减轻体重,同时对于其并存的一些疾病,如高血压、糖尿病、高血脂等并发症有很好的效果。但是由于减重手术本身对消化道结构的改变,在一定程度上影响营养物质的吸收,如患者术后管理不当,可能出现维生素、微量元素缺乏、蛋白质吸收不良、复胖等并发症,这就需要由专业人员对术后患者进行长期营养状况和饮食评价,为其提供合理饮食指导和建议,对于可能缺乏的营养元素及早干预,进行适当的补充。同时给患者提供合理并行之有效的运动建议和个性化的心理支持,让患者对于体重的控制有足够的信心,同时监测患者的体重变化。因此,长期的随访不仅可以避免患者术后出现营养不良,同时监测患者减重效果能够有效避免复胖。

在长期随访患者营养状况的同时,专业人员可以对患者合并的疾病进行监测和管理,并根据患者情况指导调整用药,有利于了解减重手术对其他合并疾病的治疗效果。终身随访也可以监测减重手术后可能出现的远期并发症,如骨质疏松、骨折、继发性甲状旁腺功能亢进症、排便习惯改变、肾结石、胆结石、抑郁症等。

因此术后的规律随访对于改善患者预后有重要作用。

手术后该怎样定期返院复查？都需要做哪些检查？

（1）建议行胃袖状切除术和胃旁路术的患者于出院后的第 2、4 周进行随访，此后在第 3、6、12、18、24 个月进行随访，此后每年随访 1 次。

（2）合并 2 型糖尿病患者需注意监测血糖，根据血糖水平及时调整降糖方案。建议术后 1 年内，每 3 个月评估糖化血红蛋白、空腹及餐后 2h 血糖、胰岛素及 C 肽水平；同时在术后半年及 1 年时分别行糖耐量试验（同步查血糖及胰岛素、C 肽水平）明确评估胰岛 β 细胞功能，此后根据患者糖代谢状态决定随访间隔。需要注意的是，极少数接受胃袖状切除术的患者术后可能出现反复发作的低血糖，此时应进行非胰岛素瘤胰源性低血糖综合征、人为因素、医源性因素、倾倒综合征及胰岛素瘤等病因的筛查。

（3）建议术后 1 年内每 3 个月评估血脂、血尿酸水平，根据病情决定降脂及降尿酸药物的使用。此后根据患者血脂、血尿酸水平决定复查间隔。为避免贫血、营养不良的发生，需定期监测血常规、肝功能、电解质、血清铁离子、铁蛋白、总铁结合力等生化指标，同时定期监测维生素 B_{12}、维生素 D、微量元素及骨密度等指标如表 5-1 所示。

表 5-1　减重代谢手术后随访及监测项目

随访项目	术前	术后			
		1个月	3个月	6个月	1年
营养和运动调查及教育①	√	√	√	√	√
体重、腹围、皮下脂肪②	√	√	√	√	√
呼吸、心率、血压、体温	√	√	√	√	√
药物使用（代谢相关）	√	√	√	√	√
血糖③	√	√	√	√	√
血、尿常规	√	—	√	√	√
血液生化（血脂分类）	√	—	—	√	√
OGTT	√	—	√	√	√
血清胰岛素和 C 肽	√	—	√	√	√
HbA1c	√	—	√	√	√
血清维生素与微量元素水平	√	—	—	√	√
骨密度④	—	—	—	—	—
其他检查⑤					
并发症监测	√	—	√	√	√

注："√"为术后不同时间必须检查项目；"—"为术后不同时间非必须检查项目。OGTT 为糖耐量试验，HbA1c 为糖化血红蛋白。随访 1 年后除骨密度外均每年检查 1 次。①如需要，可增加次数；②每周至少自测 1 次；③每月至少 1 次；④每 2 年监测 1 次；⑤根据临床实际需要实施。

3. 减重手术后为什么需要长期补充复合维生素、钙剂等？

按减重机制，减重手术可分为限制摄食量、减少肠道营养吸收以及二者结合三类；按解剖方式，可分为仅改变胃、仅改变肠道以及同时改变胃和肠道的解剖结构三类。目前全球范围内施行的减重手术方式按数量由多到少依次为：胃袖状切除术、胃旁路术、胆胰分流-十二指肠转位术。这些手术的减重原理主要是通过减少胃容积限制食物摄入或使食物绕过大部分胃、十二指肠、空肠上段减少营养物质的吸收，但是在减轻体重的同时也可能面临着某些营养物质的缺乏。

胃旁路术是通过在胃的上部建一个小胃囊，限制食物摄入量，另一方面通过远端空肠和小胃囊吻合，使食物绕过胃大部、十二指肠和第一段空肠，从而极大的控制食物摄入和吸收。胆胰分流并十二指肠转位术是将胃袖状切除，限制食物摄入，然后于胃幽门远端横断十二指肠，距屈氏韧带 250 cm 处切断回肠，将回肠远端与残胃吻合，回肠近端与距回盲部约 100 cm 回肠吻合，均导致食物与胰液、胆汁等接触时间变短，易引起脂溶性维生素吸收不良。胃袖状切除术是通过胃大部切除或胃绑带的方式减少胃的容积，限制食物的摄入，同时也减少了营养物质在肠道的吸收。

上述减重手术导致经口摄入食物减少及胃和小肠食物吸收能力的改变，使多种维生素和微量元素的吸收减少，尤其是维生素 B_{12}、维生素 B_1、叶酸、铁、钙。维生素 B_{12} 需与胃黏膜细胞分泌的内因子结合形成复合物才能被回肠吸收，减重手术后，由于胃的大部切除使内因子产生减少，同时胃黏膜与食物接触的面积和时间均缩短，易导致维生素 B_{12} 缺乏。由于人体可储备 12～18 个月生理需要量的维生素 B_{12}，因此其缺乏常发生于减重手术后 2 年以后，术后应坚持补充并进行长期、规律的实验室监测。胃旁路术、胆胰分流并十二指肠转位术这两种手术均改变了肠道结构，而维生素吸收的主要部位在小肠，更易增加维生素缺乏风险，从而导致相关的维生素缺乏病症。

膳食钙的最佳吸收部位为十二指肠，胃旁路术术后食物不通过十二指肠，可影响钙的吸收，消化道结构的改变也会影响维生素 D 的吸收，如果膳食中维生素 D 和钙含量不足会进一步加重缺钙，继而容易出现骨质疏松、骨折及继发性甲状旁腺功能亢进等并发症，因此减重手术后需要长期补充复合维生素和钙剂。

 ## 4. 如何评价减重效果？

目前国内外仍将体重超重部分减少的百分比（EWL）作为手术治疗疗效判断的标准：

$$EWL = \frac{原体重 - 目前体重}{原体重 - 标准体重} \times 100\%$$

目前公认的减重成功的标准为 BMI < 35 kg/m² 且 EWL ≥ 50%。事实上，由肥胖引发的各种并发病如 2 型糖尿病、高血压病、呼吸睡眠暂停综合征等对患者生存质量甚至存活期的影响要远远超过肥胖本身。国内外的相关研究结果证实，合并上述并发症的患者，术后在体重尚未出现显著的变化之前，这些并发症已经获得缓解甚至治愈。因此，建议应该把肥胖合并的代谢紊乱综合征的改善和治愈视为疗效的判断指标。大部分肥胖伴发病的好转、治愈与体重的变化成正相关；在评价体重变化的同时，应该评价其血糖、血脂、血压、尿酸等代谢指标的变化，减重效果可作为辅助评判指标。减重手术疗效评估如表 5-2 所示。

表 5-2　减重手术疗效评估

对于体重的减低作用	效果	对于肥胖相关疾病的治疗作用（与术前相比）	效果
EWL＜25％	失败	血糖、HbA1c（糖化血红蛋白）无明显改善；降糖药种类和剂量无明显减少	无效
EWL≥50％	良好	降糖药种类或剂量明显减少；术后 HbA1c＜7.5％。	明显改善
EWL≥75％	极佳	仅通过改变生活方式干预即可控制血糖；6.5％≤HbA1c＜7.0％；空腹血糖 5.6～6.9 mmol/L；且餐后 2h 血糖 7.8～11.0 mmol/L；须保持 1 年以上	部分缓解
		无须服用降糖药，仅通过改变生活方式干预即可控制血糖；HbA1c＜6.5％；空腹血糖＜5.6 mmol/L；且餐后 2h 血糖＜7.8 mmol/L；须保持 1 年以上	完全缓解
		达到完全缓解，并维持 5 年以上	长期缓解

应特别指出的是，如果影响患者生存质量甚至存活期的各种并发症已被明显改善或治愈，而此时患者的体重仍处于轻度肥胖或超重，仍应视为手术有效或成功。其次，对于减重效果的评价仍有争论，由于减重效果因人而异，且是随着时间变化的。近来有研究建议评判减重效果应使用大型有代表性系列的减肥结果百分位图作为工具，以确定个人减肥结果的充分性，就类似于我们现在所使用的儿童生长图表。

5. 怎样才能保持减重效果？

减重手术后保持减重效果，防止复胖对于患者非常重要，也是大家非常关注的问题，因为这对于长期维持减肥手术的益处是必不可少的。这个过程中需要患者、内分泌科、营养科等多方的共同努力。

首先，要求患者定期至医院随访，接受并遵守医生的营养建议，根据营养师所制定的个体化能量摄入、膳食结构调整自身的饮食。从营养的角度来看，低糖低脂，适度高蛋白饮食，避免过度饮食，缓慢进食，每餐 20～30 min，细嚼慢咽，吞咽的食物要接近液体水平，并根据手术方式每日补充适量的维生素和微量元素，并配以合理的运动对于保持减重效果是行之有效的。运动方式以有氧运动为主，目标运动时间为每周 300 min，最低运动时间为每周150 min，每周最好进行 2～3 次力量训练，规律监测体重的变化，可每周或更加频繁的检测体重。

医务人员和营养医师应定期面对面或电话随访患者的减重维持计划，保持与患者的规律接触，通过收集食物记录和监测体重促进患者对饮食和生活方式建议的遵守，这对于保持良好的减重效果是有益的。

同时，定期对减重手术后患者心理进行评估。由于减重所引起的能量负平衡和能量储备降低会促使关键中枢和外周调节因素发生改变，从而导致减重者食欲的增加和能量消耗的减少，而导致减重成功后的复重。这种调节作用不会在新的体重稳态形成后消退，促使减重者在心理和身体诱因的驱动下恢复减掉的体重。医务人员应给以鼓励增强患者的信心，有助于维持减重效果，防止复胖。

6. 减重手术后一段时间体重下降缓慢，甚至停滞怎么办？

减重手术后体重下降缓慢，甚至停滞时，须再一次对患者进行全面的评价，明确产生这一结果的可能原因。

收集患者这段时间的饮食及运动情况，是否存在饮食未遵守营养师建议，运动量减少的原因。如果存在，需加强患者对饮食习惯形成及规律运动重要性的认识，加强患者的执行力。

7. 什么是复胖？复胖了该怎么办？

复胖是指减重手术后体重增加了原体重下降的 50%。

我们建议术后治疗应使用多学科的减重方法，包括饮食指导、提高活动能力、行为改变和药物治疗。对于术后饮食指导：建议低糖、低脂、低热量饮食。水分：建议摄入量应 $>2\,000$ ml/d。蛋白质：建议摄入量为 $60\sim80$ g/d，胆胰分流并十二指肠转位术后患者应在此基础上增加 30%。营养师根据个人情况制定个人膳食指导，同时明确患者目前的运动状况，帮助患者制定运动方案，一般术后建议运动方式以有氧运动为主，目标运动时间为每周300 min，最低运动时间为每周 150 min，每周最好进行 $2\sim3$ 次力量训练，改善患者的饮食及运动行为。

在术后出现严重或持续体重增加的情况下，需确定手术对胃肠道的操作是否规范（如胃旁路术后胃小囊的容积是否过大，胃袖状切除术后是否有部分胃底残留）。如果不是规范的，多学科小组应考虑所有选择，包括患者教育、行为改变、额外的减肥治疗，或推荐临床所指示的修正性手术。

常见运动的能量消耗是多少?

表 5-3 以体重 68 kg、运动 1 h 为例计,其他体重依比例增减,体重越重,你所消耗的热量就越高。

表 5-3 常见运动功能消耗比较

项目	能量消耗(cal)	项目	能量消耗(cal)
慢走(4 km/h)	255	开车	82
快走(8 km/h)	555	工作	76
慢跑(9 km/h)	655	读书	88
快跑(12 km/h)	700	午睡	48
单车(9 km/h)	245	看电视	72
单车(16 km/h)	415	看电影	66
单车(21 km/h)	655	跳舞	300
有氧运动(轻度)	275	健身操	300
有氧运动(中度)	350	跳绳	448
体能训练	300	打拳	450
仰卧起坐	432	泡澡	168
走步机(6 km/h)	345	逛街	110
爬楼梯	480	购物	180
爬楼梯 1500 级(不计时)	250	打扫	228
游泳(3 km/h)	550	洗衣服	114
网球	425	熨衣服	120

项目	能量消耗（cal）	项目	能量消耗（cal）
手球	600	洗碗	136
桌球	300	插花	114
高尔夫球	270	郊游	240
轮式溜冰	350	骑马	350
郊外滑雪	600	遛狗	130

注：1 cal＝4.1868 J

 减重术后应该如何选择合适的健身方式？

有氧运动和抗阻训练是减重术后患者运动方式的良好选择，两者结合可以更好地促进体重的下降并防止体重回升，同时联合进行有氧运动可获得更大程度的代谢改善。建议目标运动时间为每周 300 min，最低运动时间为每周 150 min。

在选择有氧运动项目时，以中低强度的有节奏的节律性运动为好，可选择散步、慢跑、骑自行车、游泳，以及全身肌肉都参与活动的中强度的有氧体操（如医疗体操、健身操、木兰拳、太极拳）等。还可适当选择娱乐性球类活动，如乒乓球、保龄球、羽毛球等，运动时间宜适当延长，可根据患者的特点和爱好进行选择。每次运动应有运动前 5～10 min 的准备活动及运动后至少 5 min 的放松活动。运动中有效心率的保持时间必须达到 10～30 min。由于运动时间和运动强度配合，影响运动量的大小，所以当运动强度较大时，运动持续时间应相应缩短；强度较小时，运动持续时间则适当延长。对于年龄小、体力好的患者，可采用前一种较大强度、短时间的配合，而年老肥胖者采用一种运动强度较小、持续时间较长的运动较为合适。

建议每周最好进行2~3次力量训练，即抗阻训练。训练时阻力为轻或中度，相对于常规有氧运动，完善的抗阻训练方案，可动员更多的肌群参与运动，增加脂肪的氧化，以利于脂肪的减少，并增加肌肉含量，增加总的能量消耗。可选择的抗阻训练有俯卧撑、哑铃 、杠铃、器械卷腹，可根据自身情况选择合适的抗阻运动。

（廖云飞 曾天舒）

10. 为什么游泳对于肥胖患者是最好的健身方式？

因为游泳带来的好处特别多。游泳能改善心血管系统的功能，游泳时要克服水的阻力需要动用较多的能量，使心率加快、心输出量增大。游泳能提高呼吸系统的功能，由于胸腔和腹腔在水中受到的压力增大，这就迫使呼吸肌用更大的力量进行呼吸。所以经常游泳，可以增大呼吸肌的力量，提高呼吸系统的机能。游泳能改善肌肉系统的能力，是一项全身肌肉群参与的运动，对于锻炼肌肉间的协调性和柔韧度具有很好的帮助。游泳还具有改善体温调节、预防疾病、治疗康复等作用。

对于肥胖患者，游泳除了上面提及的对身体的好处外，还是非常理想的减肥方法。游泳时人的新陈代谢速度很快，经常进行游泳运动，可以逐渐去掉体内过多的脂肪。并且对于肥胖患者来说，在陆上进行运动时，因体重大，使身体（特别是下肢和腰部）要承受很大的重力负荷，使运动能力降低，易疲劳，导致对减肥运动的兴趣大打折扣，还可能损伤下肢关节和骨骼。而游泳项目在水中进行，肥胖患者的体重有相当一部分被水的浮力承受，下肢和腰部会因此轻松许多，关节和骨骼的损伤的危险性大大降低。

所以说，对于肥胖者游泳是最好的健身方式。

11. 青少年行减重手术，术后有哪些需要注意的事项？

术后需要注意的事项有以下 3 点：

（1）进行减重手术的患者需要出院随访。在术后的第一年里，至少要进行 4 次门诊随访，以及电话或其他方式的随访。随访有助于医生监测患者是否出现手术并发症，有无营养物质、维生素或矿物质的缺乏，以便做出治疗上的调整。患者术后出现任何不适，医生会根据情况做出处理措施。

（2）手术后摄入的热量是要严格控制的。选择食物以水分及蛋白质优先，如豆类食品、鸡蛋清、鸡鱼、牛肉等；避免过度进食；缓慢进食，每餐 20～30 min；避免过于坚硬或大块的食物；根据手术方式不同，需每日补充必需的维生素，并根据指导补充矿物质和微量元素；保证每日足量液体的摄入，建议不少于 2 000 ml，避免碳酸饮料、巧克力、奶昔等高糖高热量食物。

（3）术后规律的锻炼有助于身体的恢复及减重手术的效果。减重手术 3～4 周后患者身体恢复即可开始运动，活动应从轻从重，循序渐进，切忌过于激烈，术后可进行散步、跑步、骑车、游泳等体育运动。

（4）青少年还在生长发育期，手术后，随着胃容量的减少、胃肠道的改道，营养摄入自然会减少，可能会面临维生素 D、维生素 B_{12} 缺乏及轻度贫血等问题，需要定期监测，并且为了避免营养不良，需要补充微量元素，比如钙剂、铁剂及多种维生素等。

12. 胃旁路术后边缘性溃疡该如何治疗？

胃旁路术后边缘性溃疡的治疗应遵循以下几点：

（1）检测是否有幽门螺旋杆菌感染，若为阳性，则按规范进行根治。

（2）在饮食上也要注意，严格按照术后饮食要求，吃易消化、易吸收的食物，注意补充维生素、矿物质及微量元素等。

（3）必要时可服用抑制胃酸分泌的药物，严重时结合临床情况再次手术治疗。

13. 低血糖反应有哪些表现？为什么会在减重术后出现？

低血糖反应表现主要包括心悸、冷汗、面色苍白、头晕、恶心与呕吐、视力障碍、木僵、昏迷、癫痫、无力、眩晕、饥饿感。

减重术后低血糖是发生率较小但较难处理的术后并发症之一，与胃肠道生理结构改变有直接关系，也与患者糖代谢状况及胰岛功能变化有密切关系。胃旁路术后胃容积减少、幽门缺如及胃空肠吻合术后十二指肠反馈性抑制，胃排空调控功能丧失等导致胃排空加速，使食物中碳水化合物快速进入小肠，引起胰高血糖素样肽-1等胃肠激素水平升高，刺激胰岛素过度分泌，从而引起反应性低血糖。此外，减重术后患者出现低血糖，可能与胰岛细胞增生、胰岛功能亢进、胰岛细胞增殖症有关。

14. 如何预防低血糖反应？

术前评估患者的胰岛功能，术后及早采取预防术后低血糖的饮食管理措施，采用低能量、低碳水化合物、低血糖指数膳食，并提高可溶性膳食纤维用量，有效控制食物排空，能有效预防低血糖反应。

15. 为什么减重术后会出现脱发？该如何预防和治疗？

减重手术后脱发是困惑肥胖患者的常见问题。过去多认为是手术造成各种营养物质流失所致，但很多人补充了各种营养成分后脱发问题并未有效解决。有研究显示，减重术前及术后患者体内多项维生素和微量元素并未发生改变，所以营养缺乏显然不是脱发的原因。另外，研究发现跟脱发最有关的两个因素是性别和体重下降率。也就是说，减重手术后发生脱发的时候，正是体重下降最快的时候。显然是由于体重快速下降，全身皮下脂肪组织迅速变薄，包括头皮组织也迅速减少，难以支撑长长的秀发，随之发生脱发。而男性朋友头发很短，不需要头皮有很大的力量进行支撑，因此减重术后男性脱发发生率就很低。

所以减重手术后发生脱发的患者不用着急，也不需要额外补充什么营养。过半年左右，等体重快速下降期结束，头皮结构恢复正常，自然会长出新的毛发。

16. 减重手术前后可以喝咖啡或茶吗？

减重术前及术后 3 个月内不宜摄取冰水、咖啡、茶类、酒精类等刺激物。

17. 为什么减重手术后强调细嚼慢咽？

减重手术后胃部容积变小，此时若大口进饮，不仅会引起反流、堵噎感，严重的可能撑破残胃，导致残胃破裂或胃肠吻合口破裂的严重并发症。术后每一口食物都要求小口，国外要求每一口食物需要咀嚼 22 次，相当于把自己的嘴巴当搅拌机。细嚼慢咽不仅是为了控制进食量，还是为了减轻胃部的负担，因为手术后大部分的胃不参与消化功能，胃的碾磨食物的能力减弱，因此必须要靠嘴巴咀嚼来减轻胃部的负担。此外，每一口食物之间需要有停顿，让大脑有足够的时间感知饱腹状态，并发出饱腹感信号。每次进餐时间以不少于 30 min 为佳，但是也不是越长越好，时间过短容易进食过量，而时间过长也会吃得更多。所以，术后的细嚼慢咽是对手术效果的重要保证。

18. 减重手术后为什么强调每日水的摄入量要≥ 2 000 ml?

减重术后体重下降过程需要充分的水分，以便带走脂肪燃烧过程中的代谢废物。除食物中的水分，每天还要摄入至少1 500～2 000 ml水（相当于3～4瓶矿泉水）。如果在夏天或出汗较多时，应该增加水分摄入。由于减重代谢手术后胃容积变小，所以喝水也要注意小口慢饮，并与进食分开。一般小口喝水，每小时摄入150～200 ml 水为宜。餐前半小时至餐后1 h尽量少喝水，以免影响食物消化或引起腹胀。

（孔　雯　曾天舒）

第六篇

多学科诊疗模式（MDT）篇

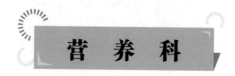

营 养 科

1. 减重手术对消化吸收有哪些影响？

减重手术改变了正常的消化道解剖结构和功能，人为造成了的胃容量减小或肠道吸收面积减少。当胃底被旷置或切除后，胃酸的形成和分泌减少，会影响营养物质的消化。例如，蛋白质消化成多肽减少，Fe^{3+} 转化为可吸收的 Fe^{2+} 减少，从而减少了这些营养物质的吸收。因大部分胃组织切除，使内因子分泌减少，影响了维生素 B_{12} 的吸收。钙、铁、锌、维生素 B_1、叶酸、维生素 D 等微量营养素的吸收部位主要在十二指肠和空肠上段，当十二指肠和空肠上段被旷置时，这些营养物质的吸收会受到影响。

因此减重手术前需要充分评估患者营养状况，加强围手术期的营养管理，才能有效降低营养不良相关并发症的发生风险。

2. 减重手术后的营养治疗原则有哪些？

从决定做减重手术时，就应该开始改变自己的饮食习惯，如放慢进餐速度，细嚼慢咽，用小碗、小盘子进餐，定时定量有规律进食等，这样才能在术后适应膳食结构的变化。

减重手术后，胃容量出现断崖式的缩小，所以进食应该少量多餐，循序渐进，每餐由少到多，由稀到稠。术后按照全流质饮食→半流质饮食→软食→普食逐步过渡。术后 1 个月以流质饮食为主，营养不足时建议补充全营养特殊医学用途配方食品。术后

2～3个月过渡到半流质饮食，然后是软食，再到普食。

减重术后应培养科学的进食习惯，如少量多餐、细嚼慢咽、减慢进餐速度等。应长期补充多种维生素与微量元素，并定期检测，有针对性地补充营养素。

减重术后饮食应以手术方式为基础，由营养师参与制定阶段性标准化饮食方案，并定期接受营养师的咨询。

3. 减重手术后流质、半流质和软食如何制作?

流质饮食为液体状态，刚开始应少渣、少刺激性，可先从米汤开始，然后是蔬菜汁、果汁、蛋花汤等。后期可以自己做匀浆膳，即将主食、蔬菜、荤菜煮熟后用搅拌机打碎成流质状食用。

流质食谱举例如表6-1。

表6-1　减重手术后流质食谱推荐

就餐时间	流质食谱	例图
早餐	米汤150 ml＋乳清蛋白粉10 g	
加餐	全营养粉25 g＋乳清蛋白粉10 g配成150 ml液体	
中餐	脱脂奶150 ml（乳糖不耐受者可选择舒化奶）	
加餐	全营养粉25 g＋乳清蛋白粉10 g配成150 ml液体	
晚餐	去油鱼汤150 ml	
加餐	全营养粉25 g＋乳清蛋白粉10 g配成150 ml液体	

半流质即为半流动状态，可选择各种粥、烂面条、豆腐脑、鸡蛋羹、葛根粉、藕粉、土豆泥、菜泥、胡萝卜泥、肉泥等。

半流质食谱举例如表 6-2。

表 6-2　减重手术后半流质食谱推荐

就餐时间	半流质食谱	例图
早餐	小米粥＋蔬菜泥＋鱼泥	
加餐	全营养粉 25 g＋乳清蛋白粉 10 g 配成 150 ml 液体	
中餐	鸡蛋羹＋南瓜泥	
加餐	全营养粉 25 g＋乳清蛋白粉 10 g 配成 150 ml 液体	
晚餐	软面条＋豆腐＋胡萝卜泥	
加餐	全营养粉 25 g＋乳清蛋白粉 10 g 配成 150 ml 液体	

软食的制作原则是在烹调前先将食物切细剁碎再烹调，使食物细软易消化。如软饭、猪肝菜叶汤、蒸鱼、水煮豆腐、虾丸、煮水果等。

如何选择全营养粉和乳清蛋白粉，请咨询营养师。

减重手术后普食如何制作？

减重手术后普食饮食原则是低盐、低脂、低能量平衡膳食，一日能量要求控制在 1 500 kcal/d 以下，定量食谱举例如下。

食谱之一见表 6-3。

表 6-3　减重手术后推荐食谱之一

就餐时间	食谱	例图
早餐	牛奶麦片（高钙脱脂奶粉 25 g，麦片 40 g），蚝油（少量，生菜（100 g）	40 g 杂粮
加餐	坚果 15 g	15 g 坚果
中餐	玉米糙米饭（70 g），彩椒炒牛肉（牛肉 50 g，彩椒 50 g），菠菜豆腐汤（豆腐 100 g，菠菜 150 g），醋拌黄瓜（黄瓜 100 g），油 5 g，食盐 2 g	100 g 豆腐
加餐	苹果 100 g	50 g 肉类
晚餐	小米红豆粥（60 g），冬菇蒸鸡（鸡 100 g，鲜冬菇 25 g），水煮油菜（油菜 150 g），油 5 g，食盐 2 g	200 g 苹果

食谱之二见表 6-4。

表6-4　减重手术后推荐食谱之二

就餐时间	食谱
早餐	水饺（5个），凉拌三丝（紫包菜、莴苣、胡萝卜共100 g）
加餐	水煮蛋（1个）
中餐	番茄意面（70 g），无油煎黑椒龙利鱼（100 g），蒜蓉西兰花（250 g），油2 g，食盐2 g
加餐	葡萄100 g
晚餐	蒸红薯（200 g），青豆虾仁（青豆50 g，虾仁100 g），杏鲍菇小白菜汤（杏鲍菇50 g，小白菜150 g），油5 g，食盐2 g

食谱之三见表6-5。

表6-5　减重手术后推荐食谱之三

就餐时间	食谱
早餐	无糖豆浆250 ml，2片全麦面包，凉拌秋葵（100 g），白水煮蛋1个
加餐	柑橘100 g
中餐	黑米红豆糙米饭（70 g），蒸鱼（100 g），虾皮醋熘圆白菜（250 g），油5 g，食盐2 g
加餐	脱脂奶250 g
晚餐	藜麦糙米饭（60 g），青椒木耳香干（青椒50 g，木耳10 g，香干50 g），番茄蛋汤（番茄150 g，鸡蛋1个），油5 g，食盐2 g

食谱之四见表6-6。

表 6-6　减重手术后推荐食谱之四

就餐时间	食谱
早餐	蔬菜牛肉荞麦面（牛肉 50 g，荞麦面 40 g）
加餐	柚子 100 g
中餐	燕麦糙米饭（干重 70 g），酱牛肉（牛肉 100 g），紫菜虾皮蛋花汤（紫菜 10 g，虾皮 5 g，鸡蛋 1 个），油 5 g，食盐 2 g
加餐	开心果 15 g
晚餐	无糖八宝粥（干重 60 g），清蒸鲈鱼（100 g），凉拌金针菇海带丝（金针菇 100 g，海带 150 g），油 5 g，食盐 2 g

5. 减重手术后可以随便吃吗？

减重手术只是完成了减重的第一步，手术后必须有长期营养管理的计划，我们的目标是科学减重，既让体重不断下降，也保证身体基本的营养需求。显然随便吃是不能达到这个要求的。还有各位胖友，你们原来为什么肥胖？正是说明原来的饮食是不科学的。提倡多吃蔬菜、水果，少吃高热量食品（图 6-1）。

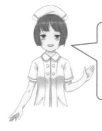

饮食不均衡容易导致发胖。很多人喜欢吃高热量食物，对蔬菜、水果等健康食物吃得很少，这会加剧肥胖。像洋葱这样的蔬菜，虽然很多人不喜欢，但却是理想的减肥食物。

要减肥就先别挑食了，为自己选一个健康食谱，多吃果蔬吧！

图 6-1　提倡多吃蔬菜、水果

减重手术后吃饭的速度该如何把握?

减重手术后因为胃容量的减少及消化吸收功能的变化,细嚼慢咽更利于食物中的营养吸收。等到术后 3 个月后对多数食物都有较好的耐受性时,仍然保持细嚼慢咽,更利于减重。

胖友们为什么肥胖?很大一部分原因是进餐速度太快。进餐速度影响食物的摄取数量,进餐速度越快,摄食越多。美国罗德岛大学的一项调查显示,吃饭速度快的人往往比细嚼慢咽的人要胖些。

建议:口嚼 20～30 下再吞 (图 6-2),每进食一口便放下筷子,一餐饭吃 20～30 min。

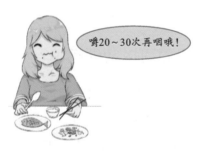

嚼20～30次再咽哦!

图 6-2　尽量多咀嚼

 减重手术后需要戒掉口味重的毛病吗?

盐是致使体重增加的一个重要原因。长期盐摄入过多,容易导致体重增加。食盐本身不含热量,但摄入多了会导致脂肪堆积、水肿(尤其是腿部和眼部),还会引起青春痘,刺激你身体对甜食的渴求。盐使人更容易感到饥饿和口渴,会刺激食欲,使摄食量增多。菜肴的盐分越重,主食会吃得越多,总食物量也会增多。

建议：不吃咸腌菜，少用各种酱料如辣椒酱、豆瓣酱、烧菜酱等。菜熟了快起锅时再放盐，可用酱油代替盐薄薄地铺一层在菜表面。

另外，少选择加工食物和方便食物，这类食物为了保质期的需求钠含量都较高。

总之要戒掉重口味的食物。

8. 减重手术后一日三餐该如何合理安排？

减重手术后 3 个月的每日饮食建议如下安排：

早餐吃好。不能不吃早餐，早餐必须认真吃，早餐必须高蛋白。高蛋白的意思是蛋白质丰富的食物占一半。比如牛奶和鸡蛋都是高蛋白食物。饭量大的比如男性，牛奶 1 杯，鸡蛋 1 个；饭量小的比如女性，牛奶 0.5 杯，鸡蛋 0.5 个。早上第一餐的重要性超出你的想象。做到认真吃早饭，那么接下来的一整天你都不会吃过量，因为身体只要适应了在早上摄入热量，其他时间段对热量的需求就会减少。

午餐吃饱。意思是午餐吃最多。一日三餐中，午餐是最重要的一餐，午餐的食物量最多，能量最高，食物种类最丰富，午餐是三餐中最饱的一餐。所以如果有聚餐的，最好安排在中餐。

晚餐吃少。意思是晚餐比早餐和中餐都要吃得少。一日三餐中，晚餐是最不重要的一餐，晚餐的食物量最少，能量最低，食物种类最少，晚餐是三餐中最不饱的一餐，稍微感觉有点饿是最好的。晚餐吃得过饱，比早、午餐更容易引起肥胖。中国人肥胖的原因很大一部分是因为晚餐过量导致的，如果不改掉这样的习惯，即使做了减重手术也会复胖。

建议：晚餐定量，不暴饮暴食，最好在19点前吃完，以素为主，不吃高脂肪高热量食物（图6-3）。

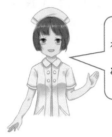

　　一个小蛋糕，一块小饼干，一个小坚果，这些看似热量不大的食物却会让你掉进发胖的陷阱。
　　睡前2~3小时不应该再进食，这样做不仅有利于减重，而且有益于保护肠胃。
　　如果实在饥饿难耐，可以吃少量低糖的水果。

图6-3　晚餐建议

9. 减重手术后一日三餐食物如何搭配?

早餐食物建议：1~2份蛋白质，1份粗杂粮，1份水果或者蔬菜。为了锻炼小鸟胃，可以将水果或煮鸡蛋放在上午10点加餐吃。

早餐食物举例如下：

（1）1个水煮鸡蛋，1杯脱脂牛奶，1两全麦面包，1个苹果。

（2）牛奶泡全麦麦片，1个鸡蛋，1个苹果。

午餐的食物建议：1/2蔬菜，1/4肉类，1/4主食。

晚餐的食物搭配比例跟中餐相似，可以不时尝试减少肉类或者主食的摄入。

晚餐食物举例如下（图6-4）：

（1）1碗杂粮豆粥，1小碗蔬菜。

（2）1个薯类，1小碗豆腐，1小碗蔬菜。

（3）1个水果，1杯酸奶。

（4）1小碗豆子，1小把坚果，1小碗蔬菜。

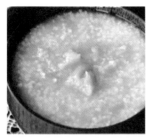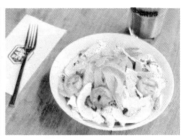

图 6-4　晚餐食物

10. 减重手术后各种食物如何选择？

蔬菜选择含碳水化合物在 4% 以下的品种：白菜、菠菜、韭菜、莴笋、黄瓜、苦瓜、茄子、番茄、绿豆芽、菜瓜、西葫芦、冬瓜、芹菜、海带、紫菜、蘑菇、竹笋等（图 6-5）。

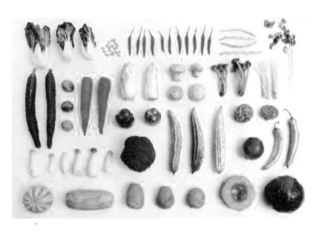

图 6-5　各种含碳水化合物低的蔬菜

含碳水化合物比较高的粉质蔬菜，如土豆、藕、芋头、山药、百合、莲子等代替主食吃（图 6-6）。

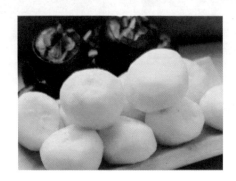

图 6-6　含碳水化合物高的蔬菜

肉类选择高蛋白低脂肪的品种：鱼、虾、鸡脯肉、卤牛肉、酱牛肉、猪里脊肉等（图 6-7）。

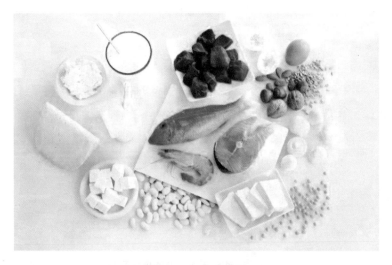

图 6-7　高蛋白低脂肪食物

少以白米、白面当主食，多以粗杂粮杂当主食，比如杂粮饭、杂粮粥、蒸红薯、蒸玉米、蒸山药、蒸芋头、蒸紫薯等（图6-8）。

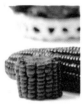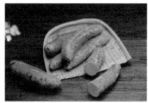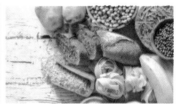

图 6-8　各种粗杂粮

11. 烹调方法重要吗？

食物搭配好后，现在该是如何来烹调了。

烹调方法很重要，不科学的烹调方法会让食物的能量增加，同时因为过长时间高温操作破坏了食物中的一些营养素，还会产生一些有毒有害物质，对身体产生慢性毒害作用。

不科学的烹调方法有油炸、油煎、油烤、过油、油淋、干煸等多油的方法。科学的烹调方法以蒸、煮、炖、烩、清炒为主，适当的时候生吃、凉拌、白焯等。

吃食物本来的样子，品尝食物的原始味道，既保证营养更全面，又不会刺激你的食欲大开。

12. 进餐顺序有讲究吗？

炒粉、炒饭、炒面的吃法最容易能量超标，且营养单一。菜汤泡饭也容易能量超标，要避免这种吃法。饭前先喝汤，再吃其他食物，饭菜肉分开吃，按顺序吃，容易管理体重。

宾夕法尼亚大学的一项调查结果显示，习惯餐前喝碗低热量蔬菜汤的人每餐摄入的热量会减少 20％。在你享用一天中最丰盛的一餐前，喝碗低热量、有肉汁的蔬菜汤可以减少食物摄入量。

建议进餐顺序：汤→蔬菜→荤菜（鱼或鸡）→主食。

13. 饮食记录有用吗？

坚持写饮食记录对于减肥及长期维持体重具有至关重要的作用。《美国预防医学》杂志上的一项研究发现，那些坚持写饮食记录的人减掉的体重是没有写饮食记录的人减掉体重的两倍。

在写饮食记录时，一定要写清你都吃了什么，吃了多少，包括任何你在食物中添加的成分（如调味品、油等），还有无意识吃掉的点心、饮料或者酱汁等，以及你喝了什么。记录下你当时的心情和食欲，有助于更好地了解自己的饮食习惯。记录你每天的体重，你会发现体重的增减与饮食摄入之间的关系，你会找到你自己体重增减的规律，你会想办法去避免一些风险。

14. 什么是减重术后的营养相关并发症？都有哪些表现？

减重术后会出现的一些营养缺乏症称为减重术后的营养相关并发症。主要有以下表现：

（1）蛋白质缺乏：代谢手术后，食物的摄入减少和快速的体重下降可导致机体蛋白质水平迅速下降。如果减肥手术后出现如下症状，如肌肉无力、皮肤改变、头发及指甲脱落、水肿等，考虑是蛋白质缺乏。建议每日给予至少 60 g 的蛋白质量，优质蛋白质的比例达到 50％。

（2）维生素 B_{12} 缺乏：食物中的维生素 B_{12} 必须与胃黏膜细胞分泌的一种内因子结合，才能在回肠被吸收。减重手术后，胃黏膜与食物接触的面积和时间均缩短，易导致维生素 B_{12} 缺乏。由于人体可储备 12～18 个月生理需要量的维生素 B_{12}，因此其缺乏常发生于减重手术后 2 年以后。表现为巨幼红细胞性贫血、外周神经病变等，术后应坚持补充并进行长期、规律的实验室监测。

（3）铁缺乏：肥胖症患者术前常合并铁缺乏。减重手术后胃酸分泌减少，Fe^{3+} 无法有效转化为可吸收的 Fe^{2+}，可进一步减少 Fe^{2+} 的吸收。缺铁可表现为无症状，常见症状包括贫血、疲劳、易冷、喜食冰冷食物等。

（4）钙与维生素 D 缺乏：许多接受代谢手术患者，术前即合并钙与维生素 D 缺乏。术后更是由于摄入和吸收的减少而导致缺乏。钙的缺乏往往伴随着较高的甲状旁腺素（PTH）。钙和维生素 D 的缺乏会导致代谢性骨病，还会出现频繁的抽搐及心律失常。如果患者术后出现起立困难、骨关节疼痛、频繁腹泻则应密切监测钙及维生素 D 水平。

（5）锌缺乏：锌大部分在十二指肠及近端空肠吸收，因此减重术后，尤其是胃旁路术后，锌的缺乏无法避免。锌在机体参与超过 300 种酶促反应，还可以保护细胞免受自由基损伤。因此许多系统都会受到锌缺乏所致的影响。脱发、腹泻、情绪改变、感染、水疱-脓疱性皮肤炎，以及男性性腺机能减退多可于锌缺乏后出现。锌的缺乏在术后早期即可发生，而这段危险期会持续到术后 18 个月（表 6-7）。

表 6-7　各种营养缺乏的临床表现

营养成分	发生时间	临床表现
蛋白质	术后长期	表现为肌肉无力、皮肤改变、头发及指甲脱落、水肿等
维生素 B_{12}	术后 2 年	表现为巨幼红细胞性贫血、外周神经病变等
叶酸	术后早期，在术后 1 年其发病率会逐渐下降	可能会出现食欲和体重的下降，其他症状包括舌炎、乏力、腹泻和神经系统功能紊乱及巨幼红细胞性贫血
维生素 B_1	术后 6 周内	严重时可出现心脏、神经系统疾病，包括心衰、共济失调、瘫痪、意识混乱、谵妄等
铁	术前常合并缺乏	可表现为无症状，常见症状包括贫血、疲劳、易冷、喜食冰冷食物等
钙 与 维 生素 D	术前常合并缺乏	频繁的抽搐、心律失常、起立困难、骨关节疼痛、频繁腹泻、代谢性骨病
锌	术后早期持续到术后 18 个月	脱发、腹泻、情绪改变、感染、水疱-脓疱性皮肤炎及男性性腺功能减退
铜		血液系统的异常包括贫血伴或不伴白细胞减少、中性粒细胞减少及血小板减少；神经系统的表现包括步态不稳、肌无力、肢端麻木或疼痛及肢端的感觉异常

15. 出现了术后营养相关并发症应该如何检查及治疗？

针对上述营养相关并发症，首先要有预防意识，定期看营养门诊，接受营养咨询和评估。

营养医师会根据膳食调查、体格测量、生化检验、体征检查等指标，给予个性化的营养补充方案，原则是缺什么补什么，缺多少补充多少，补充的途径以自然食物为主，适当配合一些特殊医学用途配方食品。

16. 哪些食物不适合减重？

宜选择来自于不同类别的多样化食物。保证食物种类齐全，谷类、薯类食物；蔬菜、水果类；奶类、豆类及其制品；肉鱼蛋类；烹调油；水都要摄入。关键是各类食物的摄入量要定量，最好按照营养师的建议食用量来摄入。

以下不健康的且高能量食物不宜选择：①饱和脂肪酸高的食物，如黄油、人造黄油和肥肉；②其他含脂肪多的食物，如馅饼、油条、炸糕和奶油蛋糕；③油炸食物；加工处理过的肉制品；④其他高能量食物，如各种甜食、含酒精饮料（图6-9）。

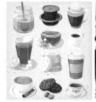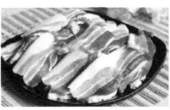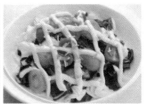

图6-9 不健康的食物

睡眠时间与减重效果有关吗?

减重术后,需要长期保持科学的生活方式,其中睡眠时间是一个关键因素,如果每天不能保证 6～8 h 的睡眠时间,体重的管理会不尽如人意(图 6-10)。

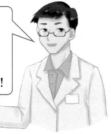

·睡眠时间小于5 h的节食者发胖的概率是平均的2.5倍。
·睡眠时间超过8 h的人发胖概率略少于睡眠少者。
·平均睡眠6~7 h是控制体重的最佳策略!

图 6-10　睡眠时间与减重

(石立雅　吴　艳　蔡红琳)

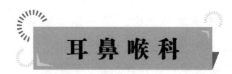

耳 鼻 喉 科

 打鼾说明睡得更香吗?

打鼾俗称"打呼噜",日常生活中比较常见,可发生于各个年龄层,通常情况下,人们往往认为打鼾是个常见现象,个别人甚至认为打鼾是睡得香的标志。那么,打鼾真的是睡得香吗?

首先，我们来了解一下睡眠中鼾声是怎样产生的。我们都知道，当流动的空气通过物体或者狭小的通道时，会产生不同频率的声响，这种物理现象如果发生在上呼吸道时，呼吸的气流与上呼吸道之间也会出现类似的结果。清醒状态时，由于上气道扩张肌具有一定的活性，使得上气道始终处于开放状态，气道阻力低，呼吸气流通过顺畅，不会产生声响。睡眠中，气道扩张肌张力下降，上呼吸道管腔相对变窄，正常人群，睡眠中的管腔结构可满足呼吸气流的需要，从而保证睡眠中呼吸的通畅与稳定。如果由于各种原因导致上气道睡眠中狭窄，出现了气道的阻力增加，呼吸气流就会受到影响，如呼吸气流受限、低通气甚至呼吸终止等现象的出现，同时，由于睡眠中呼吸时，气流通过狭窄的气道时冲击某些软组织时，就可能发出声响，这就是所谓的鼾声。

了解了鼾声产生的原因后，我们知道了当睡眠中鼾声产生的时候，至少说明气道不通畅，影响到睡眠中正常的呼吸功能了。严重时，可导致睡眠呼吸暂停的发生，睡眠中频繁的呼吸暂停的发生、间歇性缺氧和睡眠结构的影响对人体健康的危害是非常大的。因此，我们还能说打鼾是睡得香的标志了吗？

打鼾是种病，是病就得医！

2. 为什么肥胖的人更容易打鼾？

生活中我们也能发现一个现象，那就是打鼾的人中胖的人占大多数。那为什么胖的人更容易打鼾呢？的确，"胖子"是鼾症的易感人群，但是打鼾并非是胖子的"专利"，打鼾的"瘦人"

也不在少数，打鼾最主要的病因是上气道解剖性狭窄，如咽腔狭窄、软腭肥厚、软腭及腭垂低垂、扁桃体腺样体肥大、舌体肥大等。

"胖子"是一类特殊的人群，全身脂肪囤积过多，肥头大耳、脖子粗短，尤其是腹围大是其共同的特征。由于上气道周围过多的脂肪垫沉积，相比非肥胖者，肥胖者睡眠中呼吸驱动的后负载显著增加，最终导致睡眠呼吸紊乱的发生率显著增加。另外，睡眠仰卧时，由于"大肚腩"形成对胸腔的挤压，限制了睡眠中肺脏的呼吸运动，最终导致换气功能受影响。因此，相比正常体重的人群，肥胖的人更容易出现打鼾现象。

3. 什么是阻塞性睡眠呼吸暂停低通气综合征？有什么危害？

睡眠中，上气道反复出现软组织塌陷导致部分或者完全阻塞，扰乱正常通气和睡眠结构而引起的一系列病理生理变化，称之为阻塞性睡眠呼吸暂停低通气综合征，通常，就是我们所说的鼾症。鼾症可以发生在所有年龄段，并且发病率极高，"发病率高，认知度低"是人们对于此疾病认识的现状。打鼾是种病，尤其是严重的鼾症，会导致全身多系统、多器官的病损，是高血压、2 型糖尿病最常见的独立危险因素，是心脑血管疾病（如慢性缺血性心脏病、高血压、冠心病、脑中风等）的源头性疾病，更是睡梦中猝死的真正"元凶"。

阻塞性睡眠呼吸暂停发生时，由于呼吸终止，会导致缺氧

（血氧饱和度的下降），睡眠中不同程度的间歇性缺氧，会导致全身、尤其是重要器官、组织及细胞的不同程度的病理生理影响，最直接的影响如交感神经兴奋、炎症因子、氧化应激甚至胰岛素抵抗等，最终导致高血压和2型糖尿病；另外，睡眠中频繁憋气、呼吸暂停，会导致患者反复出现微觉醒（通过脑电辨识），并且难以进入深睡眠或者深度睡眠的比例降低，这些都属于睡眠结构紊乱或者睡眠片段化，其直接后果是出现白天嗜睡和认知功能障碍。鼾症患者白天嗜睡是生产事故和交通事故频发的直接原因之一。除此之外，呼吸暂停会诱发或直接导致睡眠中胃食管咽喉反流，是反流性疾病的最常见病因之一；严重鼾症也会导致凝血功能的障碍；鼾症也是焦虑、抑郁的病因之一，常常共病存在；鼾症还会导致肾功能损害，严重者会出现性功能障碍。

处于生长发育期的婴幼儿及儿童一旦罹患鼾症，其影响更应该引起重视。腺样体扁桃体肥大是儿童鼾症最主要的病因，腺样体肥大导致的口呼吸，以及睡眠低氧血症、睡眠结构紊乱对孩子的生长发育影响极大。口呼吸会导致"腺样体面容"，即由于腺样体肥大导致面骨发育障碍，颌骨变长，腭骨高拱，牙列不齐，上切牙突出，唇厚，缺乏表情的面容，也可以成为"痴呆面容"。一旦形成，难以恢复。鼾症还是儿童生长发育迟缓的主要原因之一，营养不良、营养过剩甚至矮小与鼾症相互影响，临床上通过腺样体扁桃体手术儿童鼾症得到治疗后，生长发育获得"赶超效应"就是佐证。另外，儿童鼾症也是多动症及认知功能影响的主要原因，严重患儿也会出现肺动脉高压，甚至心衰并发症。

患有睡眠呼吸暂停综合征的患者有什么相似的体貌特征？

日常生活中我们也能发现睡眠呼吸暂停综合征的患者在体貌特征上会有一些有别于正常人的地方。肥胖人群是鼾症的重灾区。具有以下体貌特征的儿童容易出现打鼾甚至憋气症状：①先天性颅颌面畸形患儿，如柯林斯综合征（Treacher Collins syndrome）、克鲁斯综合征（Crouzon syndrome）、阿佩尔综合征（Apert syndrome）、皮尔罗宾森综合征（Pierre Robin sequence）、唐氏综合征（Down Syndrome）、黏多糖病（Mucopolysaccharidoses）等；②口呼吸儿童；③牙列不齐儿童，如龅牙、地包天等；④小下巴儿童；⑤过敏性鼻炎患儿。对于成人来说，也具有特征性体貌特征，如：①张口呼吸；②大扁桃体及大舌头；③凹脸型、龅牙；④小下颌或者下颌后缩等。

5. 如何诊断睡眠呼吸暂停综合征？应该去医院的哪个科室就诊？

打鼾并非都是睡眠呼吸暂停综合征，要了解睡眠呼吸暂停的性质和程度，需进行专业的检查。整夜多导睡眠监测（PSG）是诊断睡眠呼吸暂停低通气综合征（SAHS）的金标准，监测的相关技术参数包括口鼻气流、脑电图、肌电图、体动及体位、血氧饱和度等，整夜监测完毕，需要经过专业的睡眠检测技师进行复杂的专业人工分图校正，最后得出患者的睡眠结构及睡眠呼吸参数，并出具最终的监测报告。经过对睡眠呼吸暂停进行专业的定量和定性诊断以后，医生会结合专科方面的检查制定出针对性的治疗方案。目前阻塞性睡眠呼吸暂停的通气综合征（OSAHS）是一个多学科交叉、多学科干预的局面，包括耳鼻咽喉科、呼吸内科、口腔正畸与颌面外科、减重外科等多科室均参与到该病的诊疗工作当中。

6. 为什么患有睡眠呼吸暂停综合征的患者不容易减肥？

肥胖人群是阻塞性睡眠呼吸暂停低通气综合征的易感人群，因此减重至关重要。但是，事与愿违，人们往往觉得通过节食结合加强运动的方式减重并非易事，容易反弹，减重失败是常态。究其原因，除了自身意志力的原因以外，脂肪代谢紊乱既是鼾症患者的并发症，又是肥胖人群的病因。对于合并鼾症的肥胖人群，尤其是严重鼾症患者，白天显著的症状就是嗜睡、困倦、疲乏，甚至多数同时合并高血压、糖尿病等基础疾病，尽管有减重的意愿，但的确难以付之行动。当然，通过外科手术的方法减重还是值得考虑的方式。

7. 什么是肥胖低通气综合征？有什么危害？

肥胖人群容易出现睡眠呼吸障碍，但并非都是睡眠呼吸暂停低通气综合征。肥胖低通气综合征（OHS）是一种与肥胖密切相关的呼吸障碍性疾病，因其独特的病理生理机制及可能继发的心脑血管疾患而受到越来越多的重视。

那么什么是肥胖低通气综合征呢？与阻塞性睡眠呼吸暂停低通气综合征（OSAHS）之间有什么区别呢？其实，两者之间存在着千丝万缕的联系，无论在发病原因、病理生理学机制，还是在临床表现等方面，都有很多相似、相通之处，但又不完全一致，仍然是两种独立的疾病。首先，两者都属于肥胖人群容易罹患的睡眠呼吸障碍疾病，肥胖和打鼾是它们的共同症状。OHS 的定义是这样的：是指肥胖患者，当其体重指数 >30 kg/m^2 时，在海平面水平出现日间高碳酸血症（$PaCO_2>45$ mmHg，1 mmHg$=0.133$ kPa）和低氧血症（$PaO_2<70$ mmHg），以及可能合并有睡眠呼吸紊乱，同时须排除其他可以引起肺部换气不足的疾病如神经肌肉性疾病等。因此可以看出，OHS 患者白天也存在由于 CO_2 潴留所导致的动脉血气的影响，其病理生理影响较 OSAHS 严重得多。

肥胖对于 OHS 患者的影响更加广泛，OHS 患者的肥胖通常呈现出中心性肥胖，相比于 OSAAS，其往往具有更大的颈部周径和腰围/臀围比例，颈部周径的增大导致上气道更加容易塌陷，而腰围/臀围比例的增加被认为与肺换气效率的降低有着直接的联系。OHS 患者的胸、腹部的脂肪堆积更加严重，过多的脂肪堆积不仅降低了膈肌的做功效率，同时也严重损害了肺的顺应性，使得患者肺总量、补呼气容积、功能残气量均明显降低，肺部通气功能的限制，促使小气道在呼气过程中更加容易闭陷，残气量增加，产生内源性的呼吸末正压（iPEEP），相比于 CSAHS 患者，肥胖 OHS 患者的呼吸肌需要承受更大的负担。因此，OHS治疗之路更为艰难，相比其他类型睡眠呼吸障碍疾病，更有治疗的必要性。

8. 如何诊断肥胖低通气综合征？

睡眠实验室肥胖低通气综合征的诊断金标准是：整夜多导睡眠监测（PSG）＋白天血气分析。诊断完成以后，还得排除其他可以引起肺部换气不足的疾病如神经肌肉性疾病等。

9. 为什么减重手术可以治疗鼾症、睡眠呼吸暂停综合征和肥胖低通气综合征？

肥胖容易导致鼾症、睡眠呼吸暂停综合征及肥胖低通气综合征，肥胖人群是此类疾病的重灾区，因此，减重治疗应该成为首选。对于极为肥胖的这类疾患者群，尤其是合并高血压、糖尿病等基础疾病的患者，外科减重手术应该作为首选。

通过减重手术，体重的降低可以有效地减少此类患者上气道周围过多的脂肪沉积，降低呼吸驱动的后负载，增加呼吸肌群做功效率，并且减轻"大肚腩"对胸腔造成的挤压效应，从而解除对呼吸运动的限制，最终改善肺部通气功能。

10. 患有睡眠呼吸暂停综合征或肥胖低通气综合征患者在减重手术前后是否需要呼吸支持治疗？

近年来，肥胖鼾症患者减重手术的临床应用得到了广泛的认可和推广，并且受到高度重视。手术安全及并发症的防范是我们必须认真考虑的问题，尤其是对于身体质量指数（BMI）大于 $40 \, \mathrm{kg/m^2}$，同时合并严重并发症的鼾症患者，气道评估及基础疾病的治疗是必须高度重视的。有条件的医疗单位，减重手术前给予患者无创正压通气治疗（CPAP）对于基础疾病的治疗、纠正低氧血症及二氧化碳潴留，保证围手术期的安全性还是具有积极作用的。

（陈　雄）

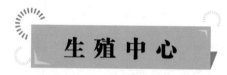

生 殖 中 心

1. 肥胖的女性只是不符合当代的审美吗？

随着人们生活水平的提高，饮食结构的改变及不良生活习惯的影响，超重和肥胖的发生率迅速增加。在这个以瘦为美的时代，超重和肥胖给女性带来了很大的心理负担。不过审美是会改变的，在中国唐代女性反而是以胖为美。女性的肥胖若仅仅是不符合当代的审美那倒是无所谓，不过超重和肥胖对女性的影响并不仅仅是外表的改变（图 6-11）。下面我们就肥胖对女性生殖内分泌的影响做个简单介绍。

女性进入青春期，生殖器官各激素的分泌对于维持女性的第二性征起着非常重要的作用，内分泌系统周期性的变化影响着女性的外貌，也是女性进入生育期后可以正常孕育后代的前提。有研究表明，肥胖女性体内的激素会发生一系列的变化，如高胰岛素血症、高雄激素血症、下丘脑促性腺激素释放激素脉冲分泌异常等，而这一系列激素的改变和失衡与生殖功能有着密切的关系。我们可以观察到的肥胖对女性的影响包括月经紊乱、卵泡发育异常、生育力下降等，除此之外远期还将对后代产生不良影响。接下来我们就逐条来了解超重和肥胖对女性生殖健康的影响。

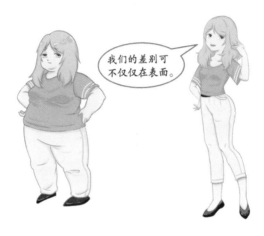

我们的差别可不仅仅在表面。

图 6-11　胖瘦的差别

（1）对生殖器官的影响：研究表明，肥胖和多囊卵巢综合征间存在着密切的关系。多囊卵巢综合征是生育年龄妇女多发的一种内分泌代谢疾病，以高雄激素血症和胰岛素抵抗为特点，表现为卵泡生长发育障碍、生育力下降、多毛、痤疮等，其远期并发症以糖尿病、高脂血症为特点。在我国育龄妇女的发病率约为 6.46％。多囊卵巢综合征的患者大多伴有体重的增加，超重或肥胖。除此之外大量研究也表明，肥胖和乳腺癌、子宫内膜癌等女性恶性肿瘤也有相关性，是这些恶性肿瘤的危险因素。

（2）对子代的影响：肥胖孕妇作为特殊的肥胖人群，不仅影响孕妇的健康状况，还对胎儿及子代产生不利影响。肥胖患者的早期流产和复发性流产风险提高，且孕期肥胖孕产妇发生胎儿宫内窘迫、巨大儿、高出生体重儿的风险明显增加，从而导致新生儿发病率增加。且母亲肥胖的子代肥胖发病率明显增加。

反之，目前已有研究证实，经减重治疗后，肥胖女性血清激素水平可随体重减轻而降低。这也从反面证实了超重和肥胖对女性的生殖系统的影响（图 6-12）。

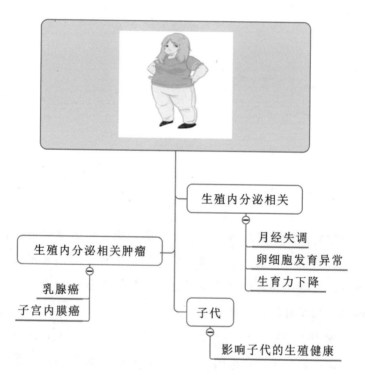

图 6-12　肥胖对女性生殖健康的影响

综上所述，肥胖可引起女性月经失调、卵细胞发育异常、生育力下降，同时增加其患乳腺癌、子宫内膜癌的风险。此外，肥胖还对子代的生殖健康产生一定的危害。

2. 为什么肥胖的女性不容易怀孕？

肥胖女性增加的体重主要表现在体内脂肪堆积过多。脂肪细胞除了可以储存和产生热量，还有活跃的内分泌功能。研究表明，脂肪细胞可分泌瘦素、脂联素、肿瘤坏死因子等多种激素和细胞因子。其中瘦素可作用于人体内分泌活动的中枢部位——下丘脑，进而影响性激素的分泌，导致高雄激素血症。血液中雄激素水平过高可通过多种途径影响垂体分泌促性腺激素，而这些促性腺激素的异常可直接影响卵泡生长及发育成熟，导致卵泡发育障碍，最终的表现为月经不调和不孕。

提到肥胖就必须提到女性生殖内分泌相关的一种重要疾病：多囊卵巢综合征。多囊卵巢综合征是一组以月经不调、多毛、痤疮、高雄激素血症和胰岛素抵抗为特征的代谢紊乱综合征（该疾病因同时伴有卵巢的改变、体型的改变、血糖血脂的改变等，不局限于一个系统，是一个综合多个器官变化的病症，因此被称为综合征）。这一类患者多伴有肥胖和不孕症，研究表明，伴肥胖的多囊卵巢综合征患者高雄激素血症和糖脂代谢异常的发生比例明显增加，且助孕治疗效果差。近年来越来越多的理论支持将减重和生活方式的调整作为治疗多囊卵巢综合征患者的最重要的治疗方案。

除了影响卵泡发育和排卵外，动物实验表明，营养性肥胖的小鼠的卵细胞质量明显受损，胚胎发育滞后，并伴有异常囊胚分化。此外性健康除了是生活质量的重要组成部分外，也是正常妊娠的必要条件。有研究表明，肥胖女性在性活动中常表现出较低的性趣、性欲和性满足感低，且体型的过度肥胖会影响性生活的顺利进行，也可能是影响肥胖女性妊娠的因素之一。

　　总结一下，肥胖导致的脂肪过度堆积可能影响女性机体内分泌激素的分泌，导致排卵障碍，影响卵子及胚胎质量，影响性生活和降低性欲，最终可能引起女性不孕症的发生（图 6-13）。

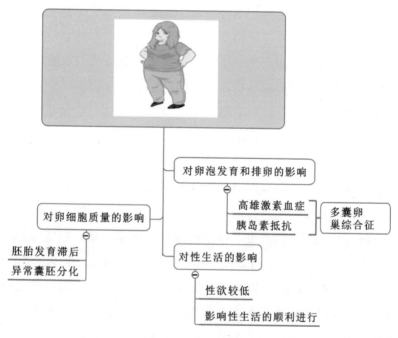

图 6-13　肥胖与不孕

减重手术是如何治疗不孕的？

研究显示，减重手术术后体重下降的作用明显，患者术后1年体重减少占超重部分的 34%～70%，或者 BMI 下降 7～16 kg/m²。减重手术除了减重还能缓解肥胖并发症，包括糖尿病、高血压、血脂异常等。随着脂肪含量的下降，患者生殖内分泌的改变亦会缓慢恢复。对于肥胖型多囊卵巢综合征的研究提示，随着体重及 BMI 的下降，多囊卵巢综合征患者的内分泌水平明显好转，排卵恢复比率明显增加。减重手术通过体重的减轻，可改善内分泌激素的分泌，恢复正常排卵，改善卵子质量，且随着体重的减轻，性生活满意度也明显增加，最终治疗不孕。

 减重手术后多久可以考虑怀孕？需要做哪些检查？

据研究报道，减重手术后 12～18 个月患者体重下降最为明显，这一时期术后营养及内分泌并发症的发生比例也相对较高，程度也较为严重，为了避免因营养不良妊娠后出现胎儿低体重和畸形，一些专家建议术后 12～18 个月后再考虑怀孕。有学者比较了减重手术后 12 个月以内和 12～18 个月之后妊娠结局，结果差异并不显著。但因为研究数据量较少，目前对减重手术后受孕时间还没有明确的规定，但多数认为术后 12～18 个月后再考虑受孕更为稳妥，可减少营养缺乏对母体及胎儿带来的风险。

减重手术有多种术式，不同的术式，术后计划妊娠的时间应有不同，但目前缺乏大样本数据支持，一般考虑 12～18 个月后再怀孕较为安全。

孕前需检查明确女性营养状况，因此检查主要涉及术后体重下降的程度及当前的营养状况。此外还需行常规孕前检查，包括女性基础内分泌、基础卵泡数、明确女性是否有自主排卵，行输卵管造影明确输卵管是否通畅，并需检查男性精液水平。对上述结果进行综合评估后再给予助孕的相关建议。

5. 减重手术是否会影响孕妇的营养摄入？怀孕过程中及产后有哪些注意事项？

减重手术后，若体重下降到理想水平，那么肥胖相关疾病得到缓解和改善是毋庸置疑的，但由于减重手术存在较多内分泌和营养并发症，大家普遍关心这些并发症对孕妇和胎儿的影响。

一项小样本减重手术后孕妇营养缺乏情况的调查显示，维生素 B_{12} 缺乏的比例最高，占 53.4%；其次是铁蛋白缺乏，下降41.7%。但也有报道指出，减重手术并未明显提高妊娠的风险。但目前的报道例数均较少，因此对减重手术是否会影响妊娠仍无明确的结论。

早孕期早孕反应有恶心、呕吐等消化道症状，与减重手术后的胃肠道症状较为类似，因此妊娠期对于消化道症状需进行认真评估，积极寻找病因给予对症或对因处理。减重手术为针对肥胖女性的术式，但妊娠后由于胎儿因素及孕妇心理原因，妊娠期体重增加超标比例较高，因此孕期仍需配合合理的饮食及运动计划，防止孕期体重反弹过于明显。

减重术后准备妊娠的女性及孕妇，需重点监测和补充蛋白质、钙、叶酸、铁、维生素 A、维生素 B_{12}、维生素 D，目前的建议补充量为：①蛋白质。孕妇每日应保证 60 g 的摄入量，并根据血清白蛋白值决定是否需要进一步的补充。②钙。可通过测定血钙、甲状旁腺素来判断是否存在钙缺乏，但无论患者采用何种术式，术后均建议每日常规补充钙剂，可选择碳酸钙咀嚼片，但应随餐服用以增加吸收。枸橼酸钙对于减重手术后的患者更为适用，因其在胃酸分泌减少的情况下也能较好吸收，推荐剂量1 200 mg/d，另外，牛奶及奶制品也是必不可少的。③叶酸。叶酸缺乏可导致胎儿神经管缺陷，故需在女性妊娠前及时发现并补充。孕妇常规补充量建议每日 400 μg，若全血细胞计数及血浆叶酸水平低于正常，则每日用量应至少达 1 000 μg。④铁。减重手术后随着时间的推移，铁元素缺乏的概率和程度都将增加，术后几年内将有超过 50％的患者出现铁缺乏，再加上女性患者术后月经稀发状况会得到改善，月经逐渐恢复正常，部分女性会出现月经增多，因此经验性补铁也是必需的。推荐补充硫酸亚铁 300 mg，每日 2～3 次，配合维生素 C 使用可增加铁剂的吸收，并根据全血细胞计数、血清铁、铁蛋白、总铁结合力来决定是否需增加剂量。⑤维生素 A。常通过测定血浆维生素 A 水平来进行监测。孕妇常规补充量为每日 4 000 U，当血浆维生素 A 偏低时，可适当增加用量但每日不超过 10 000 U。⑥维生素 B_{12}。正常情况下孕妇常规每日补充 4 μg，当全血细胞计数或维生素 B_{12}水平低于正常时，维生素 B_{12}的补充剂量可增至每日 350 μg 口服或 1 000～2 000 μg 分 2～3 次肌内注射。⑦维生素 D。推荐补充量为每日 400～800 U，若监测到25-羟化维生素 D 低于正常水平，补充量可增加至 1 000 U。

6. 减重手术对分娩方式有无影响？

关于减重手术对分娩方式的影响存在争议，减重术后妊娠女性分娩方式的选择不同报道差异很大。文献报道减重术后妊娠女性选择剖宫产的比例在 15.4%～61.5% 波动。剖宫产的选择受多种因素的影响，除了患者个人因素还有社会导向、经济效益等多种因素。有学者认为，减重术后妊娠女性剖宫产率的增加与妊娠后体重反弹、不孕后妊娠的心理压力、巨大儿等有关，且对于产科医生为避免分娩并发症多建议肥胖孕妇行剖宫产而非自然分娩也有一定的关系。

减重手术本身不会影响分娩方式，决定孕妇分娩方式的原因需综合考虑，相信经过孕期充分的准备和科学的管理，减重手术后绝大多数孕产妇均能获得较理想的结局。

（陈春艳　高　颖）

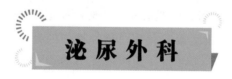

泌尿外科

1. 为什么过度肥胖可能会影响性功能？

随着人们生活水平的不断提高，男性自身及社会公众对男性生殖健康关注越来越高，大样本调查及临床研究已证实男性肥胖可影响男性性功能。研究发现，过于肥胖的男性性能力较差，主要表现为性欲、阴茎勃起、性生活过程中射精和性感受等低下。

肥胖者体内脂肪的增加，可使雄性激素较多地转化为雌激素。男性肥胖患者的性激素测定表明，血中雄激素水平偏低，雌激素偏高，性欲减退。随着体重的增加，男性分泌雄激素水平呈下降趋势。雄激素可调节阴茎的勃起功能，以及调节勃起过程时间及性欲功能的发生。如果超过正常体重 2 倍，其血浆雄激素平均值更低。雄激素水平越低，性功能障碍就越明显。

肥胖者一般都有血脂代谢紊乱而出现高胆固醇和高甘油三酯血症，这些疾病本身就会使体内代谢紊乱。此外，肥胖者多合并有糖尿病或高血压，由于糖尿病并发症使患者末梢神经损伤、动脉硬化而导致阴茎深动脉的供血不足，以及长期应用降压药等因素均可引起阴茎勃起功能障碍及性欲下降。

由于超重可能导致心脏负担加重，使得性生活时部分超重患者体力不支及无法选择合适体位导致性生活不适或困难，有些过度肥胖者由于腹部大量脂肪堆积根本就不能进行性生活。

过度肥胖还会引起心理方面的问题，如自信心缺乏、情绪抑郁、心理负担、社交困难等，这些因素也会引起早泄。

过度肥胖的男性应该减少过高热量的摄入，提倡合理的膳食，加强体育锻炼，进行减肥治疗等有助于改善性功能。

2. 为什么减重手术对性生活质量有改善？

根据美国国立卫生研究所的报道，减重术后男性和女性的性生活质量均提高，而且这种改善作用是长久的。有一项超过2 000人完成的调查问卷，入组者均为重度肥胖并进行了减肥手术，分别在术前1个月和术后连续5年对性需求、性活动、性生活满意度及健康状况对性功能的影响进行评估，结果显示术后第一年，伴随健康状况的改善，患者的性需要、性活动和性满意度及性功能都有改善。到第5年，所有评价性功能的指标都有显著的改善，超过一半的患者表示术后性生活更频繁。美国代谢和减重手术协会主席 John M. Morton 说："很多人不认可肥胖与性功能紊乱相关，但是这项研究表明减重手术带来的益处已经超越了减轻体重、改善肥胖相关综合征和 2 型糖尿病等。"

减重手术引起的体重快速减轻，消除了由过度肥胖所导致的促性腺激素调节和雄激素分泌的紊乱，改善了性腺功能减退，睾酮水平得到提高；肥胖相关疾病得到改善甚至临床治愈，血管内皮功能变好，身体运动机能更强，社会心理状态回归正常，因而勃起功能、性欲及性生活满意度相应地获得明显改善。

3. 肥胖是否会引起儿童隐匿性阴茎？

随着生活水平的提高，肥胖儿童越来越多，就诊的隐匿性阴茎患儿亦逐渐增多。国内报道发病率约为 0.67%。儿童隐匿性阴茎是可分为真性隐匿性阴茎和假性隐匿性阴茎。其中前者是一种先天性阴茎发育异常，主要为肉膜发育不良变成了弹性差的束条状组织，限制阴茎伸缩，阴茎隐匿于皮下。后者是肥胖所致的埋藏阴茎，外面仅留阴茎尖，似乎阴茎体部皮肤缺如，但检查时用中、示指在阴茎两侧向骨头推压，即可见到正常的阴茎体部皮肤存在，此病无阴茎伸缩障碍、阴茎海绵体的发育异常等。

假性隐匿性阴茎患儿随着年龄增长，在脂肪组织减少和青春期发育成熟后，只要在发育时适当控制饮食，加强运动而减肥后，阴茎外形可自行恢复正常状态，无须手术治疗。

4. 为什么肥胖者患肾结石的风险会更大？

最新研究显示，肥胖者比正常体重者更有可能患肾结石。而且一系列研究表明，肾结石患病率增幅与肥胖人数增长水平相当。英国学者近期研究发现，过去 7 年里有关肾结石的诊疗增加了 20%，而肥胖患者的患病率高达 50%。近期报道表明，代谢综合征（肥胖、糖尿病、高血脂、高血压等）和肾结石的发生发展密切相关，有三个或三个以上特征的人群肾结石发生率最高。代谢综合征与超重和肥胖密切相关，更容易产生高血脂、糖尿病、高血压等。不良饮食习惯，包括摄入过多的动物蛋白、盐和糖，以及化学物质代谢废物在尿路中积聚，均会加速结石的形成。水合差、锻炼少等条件加在一起会对肾结石的产生和发展起协同推进作用。

肾结石带来的痛苦不言而喻，因此希望肥胖人群加强这方面的忧患意识，减少加工食品的摄入量，增加饮水，避免食用含盐分过高的食物，并减少蛋白质、高尿酸及高草酸性食物的摄取，增加锻炼，从而降低肾结石的发病率。

5. 为什么肥胖会导致男性不育？

人们对于女性肥胖导致的不孕症比较了解，但对于男性肥胖导致不育似乎有些陌生。有许多人会认为，男性肥胖只要精子正常不就可以了，关肥胖不肥胖什么事。其实，肥胖是一种疾病的状态，当然会引起全身很多方面的异常，其中对精子就有直接或间接的不良影响。现代医学研究表明，肥胖所致男性不育症的作用机制主要有三个方面：生殖内分泌异常、勃起功能障碍、精液参数异常。

肥胖男性体内白色脂肪组织明显增加，而白色脂肪组织是重要的分泌器官，分泌多种激素，对于人体平衡有重要作用。可引起雌激素的大量表达，从而使睾丸分泌睾酮减少。

勃起障碍是男性肥胖患者和糖尿病患者不育的常见原因。其中腹型肥胖是影响男性勃起功能障碍的一个重要因素。

此外，肥胖患者阴囊周围的脂肪较多，致使睾丸局部温度升高，而睾丸恰恰需要低于体温 1.5～2℃ 的"低温"环境，否则会影响精子生产，使精子数量减少，质量下降，丧失正常的生育能力，直接导致男性不育。

过多的脂肪还会形成一定的内在压力，可能会将睾丸挤向腹部，不仅使睾丸局部温度过高，还会因阴囊内过多的脂肪而压迫精索血管，若压迫动脉，则睾丸缺血；若压迫静脉，睾丸则瘀血。这些对生精都是非常不利的。

种种因素的共同作用，造成了肥胖型的男性不育。这种男性不育，可以通过减肥或手术切除阴囊里的过多脂肪来治疗，以改善生精质量。

（蒋国松　章小平）

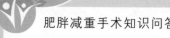

整 形 外 科

1. 减重术后为什么有人需要做整形手术？什么时候做？

肥胖患者全身脂肪增厚，皮肤及肌肉组织会因张力作用而明显松弛，大多患者会因为真皮层断裂而形成类似妊娠纹的病变，腹腔脂肪的增多还会导致腹壁肌肉松弛。减重术后患者体重显著降低，皮下脂肪减少后皮肤很难恢复到正常状态，皮肤及皮下韧带、肌肉和腱膜结构的松弛导致皮肤因重力作用自然下垂，在躯干和四肢会严重堆积，不仅影响美观，也会对功能造成一定影响，而且皱褶和凹陷部位很难清洁，发生湿疹及皮肤病变的情况很常见，严重影响患者的正常生活。此外，腹壁肌肉的松弛则可能伴发腹腔脏器的疝出。因此，减重术后患者往往需要通过整形手术将松弛的皮肤祛除及肌肉韧带加固，并尽可能恢复躯干和四肢的外观和功能。减重手术后患者体重一般在一到两年后达到稳定，整形手术需要在患者体重稳定 3～6 个月后，且全身营养状况良好的情况下实施，根据皮肤松弛程度及患者耐受性的不同，手术可能需要分期分部位进行。

2. 减重术后整形外科的治疗都有哪些？

减重术后的整形外科治疗分为手术治疗和非手术治疗两部分，其中手术治疗包括松弛皮肤的切除、松弛的肌肉腱膜的收紧加固及躯干和四肢形态的重建等。常见的有腹壁成形术、上肢、下肢、腰背及臀部皮肤祛除术等，这些部位皮肤松弛往往最明显，切除四肢的皮肤时一般选择内侧隐蔽部位做切口，腹壁、腰背部及臀部则选择自然皱褶内做切口（如臀股沟、髂腰部、下腹部等），将多余皮肤切除后，在腹壁还需要对腹壁肌肉腱膜进行缝合加固，以改善腹腔器官疝出的情况。面颈部皮肤松弛严重的患者可行全面部除皱术，将面部皮肤收紧后还可以进一步对眼周松弛的皮肤行局部切除调整。

非手术治疗主要为光电治疗，对于面部皮肤松弛程度相对较轻的患者，可以通过激光、超声或微波治疗达到收紧皮肤的效果。真皮层断裂导致的皮肤紫纹可按妊娠纹的治疗策略，通过点阵激光等技术进行治疗，大多患者可获得改善，部分患者治疗后效果明显。

减重手术后进行整形术会有瘢痕吗？术后使用祛瘢药物是否有效？

瘢痕是伤口愈合的必然产物，切口瘢痕在任何手术中都会存在，包括现有的所有整形美容手术，切口选择及缝合技术直接关系到术后瘢痕的效果。减重术后整形手术的切口都选择在十分隐蔽的部位，一般情况下瘢痕不会显露在外，另外，整形外科精细的缝合技术对减少术后瘢痕也具有十分显著的作用。形成瘢痕最关键的因素是皮肤的张力，减重术后患者皮肤松弛明显，皮肤弹性也明显降低，切口处皮肤张力比正常皮肤小，因此其切口瘢痕大多不明显。尽管不同人种的皮肤形成瘢痕的程度有差异，但根据国内外临床实践的经验来看，减重术后整形手术的切口瘢痕并不会对患者的正常生活造成影响，也不会存在明显的美观方面的问题。

减重术后整形手术的切口瘢痕与其他瘢痕一样可以通过药物进行预防和治疗。目前最常用的祛瘢药为硅酮类，为外用药物，包括硅酮凝胶及硅酮贴片两种类型，给药时机为伤口拆线后 1 周左右，需要持续用药 3 个月左右。除此之外还有积雪苷霜（片）、尿囊素及一些中药制也对瘢痕的治疗有一定效果。通过这些祛瘢药物的使用，大多数人可有效改善术后瘢痕。

（郭　科）

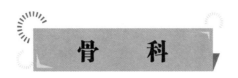

骨 科

1. 肥胖患者为什么容易患骨关节炎？

骨关节炎（OA）是一种常见的以关节软骨退行性变和继发性骨质增生为特征的慢性关节疾病。骨关节炎是导致 50 岁以上男性丧失工作能力的第 2 号杀手，仅次于心血管疾病。其临床表现为关节疼痛、变形和关节功能降低，从而导致活动功能障碍及生活质量下降。已有的研究表明，肥胖在骨关节炎的发生发展中起着很重要的作用。

目前，我国骨关节炎患者估计有 1.2 亿以上，有 2.6 亿超重和肥胖患者，这些人都有可能成为骨关节炎的后备军。美国疾病控制和预防中心路易斯·墨菲博士主持的一项科学研究显示，肥胖令美国关节炎患者日益增多，肥胖使关节处增加额外压力，肥胖者患膝关节炎概率达 64.5%。体重正常者则为 34.9%。我国的相关研究表明，关节炎与肥胖相关率高达 70.73%。尽管肥胖引起骨性关节炎的机制还没有完全清楚，目前认为可能有以下原因引起骨关节炎的发生和加重。

（1）增加膝关节压力：膝关节是人体的最有力的负重关节，肥胖导致关节负荷增加，如果承载的负担超过其负荷量，膝关节表面受力不均，加速软骨丢失、骨赘形成，导致关节炎的发生（图 6-14）。在我们行走时膝盖所承受的重量是体重的 3～6 倍，假如你体重增加 10 kg，行走时膝关节将增加 30 kg 的重量，而上楼时膝关节则相当于增加 70 kg 的重量，人体关节类似于一个机械轴承，长期超负荷运转，机械磨损就会增加，寿命也会大大缩短，这也是为什么膝关节置换的患者中，肥胖患者居多的原因。因此骨关节防治指南最重要一条就是控制体重，不仅有助于保护膝关节，还可降低骨关节炎的发生危险。减肥加上适度的运动，是预防骨关节炎发生的最佳方法。

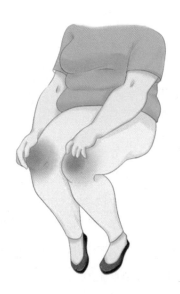

图 6-14　肥胖易引起关节炎

（2）肥胖伴随代谢的改变：肥胖患者不仅导致人体大关节骨关节炎发生率上升，研究表明肥胖还增加人体手指等小关节骨关节炎发生概率。因此肥胖导致骨关节炎不仅与生物负荷增加有关，肥胖患者还可能通过其他代谢并发症间接影响关节。肥胖患者往往伴随糖耐量受损，血糖、血脂异常，这些都会影响关节软骨的营养与代谢，异常代谢过程中产生有害因子加重局部的炎症，加速软骨退化、促进骨关节炎的发生。肥胖患者很多伴随嘌呤代谢异常，是高尿酸血症高发人群，高尿酸导致尿酸盐在关节内异常沉积，早早诱发关节炎的发生。

肥胖者往往饮食不合理，常常嗜好高糖、高脂肪饮食，不良的饮食结构方面可增加体重，加重生物学负荷；另一方面肥胖与高血压、高血脂、动脉粥样硬化和糖尿病等许多疾病关系密切，这些疾病会导致血液循环受损，进而机体器官、组织血液供应受限，影响关节软骨下骨的血液供应，在骨关节炎发病机制中也起到重要的作用。

此外，肥胖往往是发生在骨性关节炎之前，而不是因为骨性关节炎造成的疼痛使活动减少所致，这进一步说明肥胖引起的代谢改变可能是骨关节炎发生的重要因素。

（3）陷入恶性循环：肥胖—关节痛—缺乏运动—更加肥胖

肥胖患者往往缺乏运动，不爱运动导致体重进一步增加，很多年轻肥胖患者一时激情希望通过运动减肥，由于平时缺乏锻炼，加之体重负荷大，运动后往往容易并发膝关节疼痛、滑膜炎、半月板损伤、足底筋膜炎等运动损伤，这些损伤会进一步限制其运动的能力，扑灭其减肥的激情。中老年肥胖患者长期体重负荷，导致早早出现关节炎，也限制了后期运动减肥的能力。由于体重导致关节炎，关节炎限制其运动能力，无法增加热量消耗，而摄入量却没得到很好的控制，体重进一步增加，导致可怕的恶性循环！如果想突破困境，肥胖患者在没出现病症之前要防患于未然，选择合适的运动方式和方法，严格地控制饮食，注意自己的健康，远离肥胖，打破恶性循环。临床上，也有过一些肥胖患者，体重下降后，关节炎的病症明显好转。

综上所述，肥胖者容易患骨关节炎，不仅是因为体重增加导致关节机械负荷加重的原因，还可能与肥胖造成的全身代谢因素有关。因此，肥胖是影响骨性关节炎的高危因素，且与骨性关节炎的严重程度相关，控制或减轻体重是预防和治疗骨关节炎的有效措施之一。

2. 骨关节炎有哪些表现？

随着人口的老龄化及肥胖症患者的增多，骨关节炎的发病率逐年升高。2015版《中国居民营养与慢性病状况报告》提到，不论成人还是青少年，我国超重与肥胖的增长幅度都高于发达国家，肥胖症患者将面临巨大的健康隐疾，其中之一就是肥胖对关节的影响。在中国肥胖也呈爆炸式增长，我国骨关节炎患者估计有 1.2 亿以上，有 2.6 亿超重和肥胖患者，这些人都有可能成为骨关节炎的后备军。肥胖患者是骨关节炎高发人群，那么发生骨关节炎有哪些症状呢？

在人体关节的两块骨头的接触面，有一层软骨起保护关节的作用。关节软骨随着年龄的增长，各种原因导致的损伤，退变和磨损程度逐渐加重。人体这台机器经过几十年的运转，关节内的部分软骨磨没了，软骨与骨头不同，软骨一旦磨损后很难再生，没有了软骨的保护，走路时骨头磨骨头，就会产生疼痛，进而导致关节活动受限、关节功能丧失，最终导致残疾。

（1）起病的情况与时间：主要的症状是疼痛，初期为轻微钝痛，以后逐步加剧。活动多时疼痛加剧，休息后好转。有的患者在静止或晨起时感疼痛，稍微活动后减轻，称之为"休息痛"。但活动过量时，因关节面摩擦也可产生疼痛。疼痛可与天气变化、潮湿受凉等因素有关。

常感到关节活动不灵活，上下楼困难，晨起或固定某个体位较长时间关节僵硬，稍活动后减轻。关节活动时有各种不同的响声，有时可出现关节交锁。

（2）主要症状：

1）关节疼痛及压痛：初期为轻度或中度间断性隐痛，休息时好转，活动后加重，疼痛常与天气变化有关。晚期可出现持续性疼痛或夜间痛。关节局部有压痛，在伴有关节肿胀时尤为明显。

2）关节僵硬：在早晨起床时关节僵硬及发紧感，也称之晨僵，活动后可缓解。关节僵硬在气压降低或空气湿度增加时加重，持续时间一般较短，常为几分数至十几分钟。

3）关节肿大：部分膝关节因骨赘形成或关节积液会造成关节肿大。

4）骨摩擦感或音：由于关节软骨破坏、关节面不平，关节活动时出现骨摩擦音（感），多见于膝关节。

5）关节无力、活动障碍：关节疼痛、活动度下降、肌肉萎缩、软组织挛缩可引起关节无力，行走时软腿或关节绞锁，不能完全伸直或活动障碍。

6）长此以往膝关节会变形，变成"O"形腿或"X"形腿（图 6-15）。

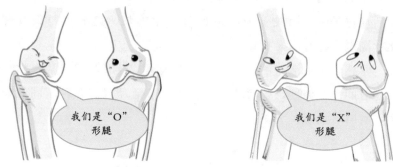

我们是"OOXX组合"！请多多关照

图 6-15　膝关节骨关节炎晚期出现"X"形腿和"O"形腿

3. 肥胖患者发生骨关节炎如何治疗？

人体关节就像一个不断运转的机器轴承，长期超负荷运转就会出现磨损，应该尽量避免加重关节压力负荷，避免负重下反复屈伸膝关节，另外反复上下台阶、跑步都会使关节受力加大，使关节软骨磨损加重，可诱发滑膜充血引起关节积液。前面讲述肥胖是关节炎发生的重要原因之一，关节炎的基础治疗方案是控制体重。研究表明，体重下降后能够防止或显著减轻骨关节炎的症状，并能减轻患病关节所承受的压力。除此之外，及时和妥善治疗关节外伤、感染、代谢异常（高尿酸血症）等原发病也能有效预防关节炎的发生。最容易出现骨关节炎的是膝关节，因此这里主要介绍膝关节骨关节炎的治疗方法。骨关节炎发生后，其病理学改变不可逆转。治疗目的是缓解或解除症状，延缓关节退变，最大限度地保持和恢复患者的日常生活。

4. 骨关节炎的治疗

（1）非药物治疗：对于初次就诊且症状不重的骨关节炎患者非药物治疗是首选的治疗方式，目的是减轻疼痛、改善功能，使患者能够很好地认识疾病的性质和预后。

1）患者教育：减少不合理的运动，适量活动，避免不良姿势，避免长时间跑、跳、蹲，减少或避免爬楼梯，注意游泳、骑自行车等有氧锻炼，膝关节在非负重位下屈伸活动，以保持关节最大活动度的关节功能和肌力训练等。可以进行适当的运动和肌肉锻炼来增加关节的稳定性，比如平躺在床上练习抬腿，坚持10～15秒后再放下，两腿交替进行（图6-16）。肌肉力量的增加可以缓冲外来的冲力，减少可能带来的损伤。

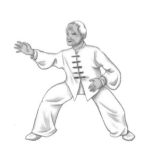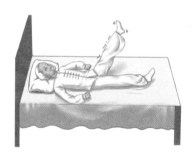

图 6-16　膝关节骨关节炎保守治疗

2）物理治疗：主要增加局部血液循环、减轻炎症反应，包括热疗、水疗、超声波、针灸、按摩、牵引、经皮神经电刺激（TENS）等。

3）行动支持：主要减少受累关节负重，可采用手杖、拐杖、助行器等。

4）改变负重力线：根据骨关节炎所伴发的内翻或外翻畸形情况，采用相应的矫形支具或矫形鞋以平衡各关节面的负荷。

（2）药物治疗（图6-17）：如非药物治疗无效，可根据关节疼痛情况选择药物治疗。

1）局部药物治疗：首先可选择非甾体抗炎药（NSAIDs）的乳胶剂、膏剂、贴剂和非NSAIDs擦剂等局部外用药。可以有效缓解关节轻中度疼痛，且不良反应轻微。

2）全身镇痛药物：依据给药途径，分为口服药物、针剂及栓剂。非甾体消炎镇痛药物及软骨保护剂包括双醋瑞因、氨基葡萄糖、依托考昔片、塞来昔布胶囊等可以缓解疼痛。部分药物如维骨力、硫酸软骨素可参与软骨代谢，延缓软骨退变。

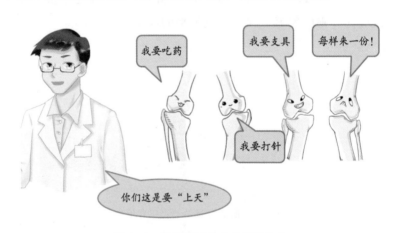

图6-17 膝关节骨关节炎药物治疗

3）关节腔药物注射：①注射透明质酸钠可起到润滑关节，保护关节软骨和缓解疼痛的作用。②糖皮质激素，对NSAIDs药物治疗4～6周无效的严重骨关节炎或不能耐受NSAIDs药物治疗、持续疼痛、炎症明显者，可行关节腔内注射糖皮质激素。但若长期使用，可加剧关节软骨损害，加重症状。因此，不主张随意选用关节腔内注射糖皮质激素，更反对多次反复使用，一般每年最多不超过 3～4 次。

（3）手术疗法（图 6-18）

外科治疗的方法主要有：①游离体摘除术；②通过关节镜行关节清理术；③截骨术；④关节融合术和关节成形术等。如果骨关节炎到了晚期，软骨磨损十分严重，对于上述方法无效，患者仍然主诉膝关节疼痛明显、活动受限、关节间隙狭窄，或者出现严重的膝关节畸形等情况，吃药无效，那么就只有采用人工膝关节置换的方法彻底治疗膝关节骨性关节炎，从而改善患者的生活质量。可行全膝关节表面置换术。髋关节骨关节炎晚期可依年龄、职业及生活习惯等可选用人工全髋关节置换术。

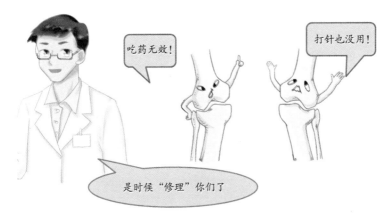

图 6-18　膝关节骨关节炎手术治疗

如果不做手术会怎么样？膝关节骨性关节炎本身并不是一个致死性疾病，最多也只是造成患者疼痛、残疾、不能行走。但是长期的疼痛和活动受限会导致和加重一系列严重的疾病，如抑郁症、骨质疏松、冠心病、糖尿病、高血压、脑血管意外等。而这些疾病不仅会大大缩短患者的寿命，而且更无生活质量可言。治疗后生命质量显著提高（图 6-19）。

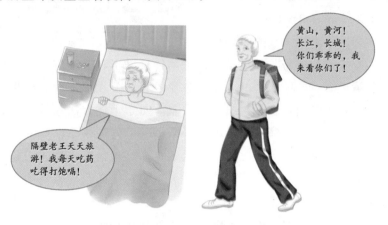

图 6-19　膝关节骨关节爹爹治疗前后

（张　波）

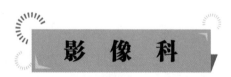

1. 肥胖患者在接受减重手术前要做哪些影像学检查？

（1）垂体 MRI 平扫＋增强。

（2）肾上腺＋肾脏 CT 平扫＋增强。

（3）肝脏 MRI 平扫。

（4）上消化道钡剂造影。

这些检查的目的是什么？

（1）垂体 MRI 平扫及增强扫描：在肥胖患者进行减重手术之

前，首先要排除某些特定原因导致的肥胖。垂体瘤引起的激素异常是非单纯性肥胖的重要原因之一，通过垂体 MRI 平扫＋增强检查，能够发现垂体微小的肿瘤性病变。

（2）肾上腺＋肾脏 CT 平扫及增强扫描与垂体瘤类似，肾上腺的异常增生、肿瘤均可引起激素分泌异常，进而引起肥胖。肾上腺增生或肿瘤常常表现为肾上腺形态的异常，如肾上腺增粗、肾上腺结节、肿块等。薄层 CT 扫描能够发现肾上腺形态异常的位置，对于肾上腺肿瘤或结节样增生，可判断其数目、大小、形态；通过增强扫描，可进一步区别肾上腺结节状病变的类型，以鉴别与肾上腺增生结节、肾上腺腺瘤及肾上腺嗜铬细胞瘤等，为进一步治疗提供依据。

（3）肝脏 MRI 平扫：除了皮下及腹腔内脂肪大量堆积，肥胖也会导致脂肪在肝脏等重要的脏器中异常沉积，引起脂肪肝。肝脏内脂肪含量超过 5％即达到脂肪肝的诊断。长期的脂肪肝可进一步发展为肝脏纤维化、肝硬化，甚至提高恶性肿瘤的发病风险。由于脂肪肝常常没有明显的临床症状，而通过先进的 MRI 技术，可以进行肝内脂肪含量的定量评价，为术前评价、术后复查提供依据。此外，明确有肝脏其他疾病如囊肿、海绵状血管瘤、肝硬化等，也是肝脏 MRI 检查的重要功能。

（4）上消化道钡剂造影：即我们常说的"钡餐"。通过口服钡剂，在 X 线下显示食管及胃壁的形态、蠕动，对评价胃的大小、形态、胃壁的运动、有无胃-食管反流等有重要作用。此外，X 线钡剂造影还可发现食管及胃壁较大的占位性病变或溃疡。

2. 有哪些情况不适合做 CT 和 MRI 检查？

除妊娠患者外，CT 检查无绝对禁忌证，而有相对禁忌证及高危因素的患者，需在医生的指导下完成增强检查。

（1）CT增强相对禁忌证：①碘对比剂过敏；②严重肝肾功能损害；③重症甲状腺疾患。

（2）CT增强高危因素：①肾功能不全；②糖尿病、多发性骨髓瘤、缺水状态、重度脑动脉硬化及脑血管痉挛、急性胰腺炎、急性血栓性静脉炎、严重的恶病质；③哮喘、花粉症、荨麻疹、湿疹患者及其他药物过敏性患者；④心脏病变：如充血性心衰、心律失常等；⑤既往有碘过敏及其他药物过敏的患者；⑥1岁以下小儿及60岁以上老人。

（3）MRI相对禁忌证：①体内金属异物（义齿、避孕环、金属植入物、术后金属夹等）位于扫描范者，慎重扫描，以防金属产热使患者受伤，金属物亦可产生伪影造成误诊；②昏迷、意识不清、精神异常、易发癫痫或心脏骤停者、严重外伤、幽闭症患者、幼儿、极度不配合者应慎重；③孕妇及婴儿需经医生同意。

3. CT和MRI检查为什么分平扫和增强？为什么要做增强检查？

（1）CT和MRI平扫：指的是单纯的扫描，不使用增强对比剂。可以很好地显示脏器本身的形态、密度/信号特征，也可发现一些密度/信号差异较大的病变。

（2）CT和MRI增强扫描：是在扫描的同时，静脉注射对比剂，增加病变与正常组织间的密度或信号差异，即形成对比。垂体、肝脏内的病变血供程度与正常组织不同，但平扫时可能与正常组织没有明显差异，尤其是体积较小的病变。不同病变的强化程度、方式各不相同，通过增强扫描，提高病灶与周围组织的分辨率，不仅可以发现平扫发现不了的病灶，还可进一步提供更多鉴别诊断信息，对于明确病变性质十分重要。

 4. **CT 和 MRI 增强检查可能会出现哪些不良反应？**

通常来说，增强扫描的不良反应多发生于增强检查后，对增强扫描中使用的对比剂过敏引起，多为对 CT 碘对比剂过敏；MRI 增强扫描使用的钆对比剂发生不良反应的比例相对较低。

根据对比剂不良反应的严重程度，可分为轻、中、重度。其中轻度不良反应发生率最高，主要表现包括恶心、呕吐和荨麻疹。中度不良反应较少，表现为全身性的反应，比如低血压、短暂的轻度继发性心动过速、血管迷走神经反应和轻度的支气管痉挛。严重的反应发生率很低，但某些严重不良反应会危及生命，主要包括低血压迷走神经反应、中度和严重的支气管痉挛、喉头水肿、癫痫发作、重度低血压和过敏性休克，潜在的充血性心力衰竭患者还可能引起肺水肿。曾经有过碘对比剂过敏或多种物质过敏患者较容易产生不良反应，需慎用含碘对比剂检查或在医生指导下使用。

碘对比剂另一种常见的不良反应是对比剂肾病，是指排除其他原因，血管内注射对比剂后，3 天内出现肾功能损伤（血肌酐升高 25% 或 44 μmol/L），常见于肾功能不全患者。

根据发生时间的快慢，不良反应分为急性（注射后 1 小时以内）、迟发（注射后 1 小时到 1 周之间）和晚发不良反应（注射 1 周后）。离子型和非离子型碘对比剂发生不良反应多数为急性不良反应，其中 70% 发生在注射对比剂 5 分钟内。有些 1 小时内发生的不良反应，也会后续出现一系列迟发反应。迟发的不良反应多表现为皮肤反应，包括血管性水肿、荨麻疹、丘疹和红斑等。

为什么某些部位的检查需要做 CT，而有些部位需要做 MRI？

垂体 MRI：垂体位于垂体窝内，是一个功能较复杂的类椭圆形腺体。成年人垂体高度不超过 1 cm，其结构包括腺垂体、神经垂体及垂体柄三部分，不同部位的病变其性质和对人体的影响各不相同。垂体各部分在 CT 上密度大致相仿、腺垂体和神经垂体之间没有明确分界，所以 CT 仅能显示垂体整体的形态、大小；而 MRI 检查能够进一步清楚分辨垂体内各个结构，从而精准定位病变位置。对于微小的肿瘤，增强 MRI 比增强 CT 更敏感、检出率更高。

肾上腺 CT：CT 和 MRI 均可清晰显示肾上腺形态和结构。临床上多采用 CT 扫描，相比于 MRI，肾上腺 CT 的优势在于扫描时间短、层厚薄。肾上腺位于腹部且体积较小，扫描过程中微小的呼吸运动即可干扰成像、产生伪影，导致肾上腺不能准确评价。CT 扫描时长显著短于 MRI，对受检者屏气的要求降低、产生移动伪影的概率大大减少。

肝脏 MRI：减重手术前行肝脏影像学检查，主要目标为排除肝脏病变和评价肝脏脂肪含量。对于肝脏病变的诊断，MRI 与 CT 地位相仿，但具有一些独特的优势，如在所有医学影像学手段中，MRI 对软组织的对比分辨率最高，部分 CT 检查密度差异不明显的病变，MRI 的敏感性更高。MRI 检查中无放射性损害，适用于特殊人群（青少年，孕妇及碘剂过敏者）及需要长期密切随访复查的患者（如肿瘤患者）。但 MRI 单次检查耗时较长，对患者配合度的要求高，且费用较高，一定程度上影响了其临床应用。对于肝脏的脂肪含量测定，MRI 和 CT 均可精确测量，但脂肪比例较低时，MRI 准确度更高。

6. **CT 的辐射的剂量大吗？会对身体有很大影响吗？**

接受 X 射线、CT 检查时，会受到一定的辐射。辐射对人体的危害性取决于辐射剂量，以西弗（Sv）为单位。事实上，公众一直生活在辐射环境之中，在一般情况下，天然辐射的剂量最大，据联合国原子辐射效应科学委员会估计，全世界人均天然辐射的剂量约为 2.4 mSv/年，我国人均剂量约为 2.3 mSv/年。此外，吸烟、乘坐飞机等均会受到一定剂量的辐射。

通常一次 X 线胸片辐射剂量为 0.1 mSv，等于抽一包烟受到的辐射剂量。随着 CT 成像技术的发展，单次 CT 平扫＋增强扫描的辐射剂量可仅与一次 X 线胸片辐射剂量相当，而 CT 平扫的辐射剂量更低。

辐射损伤是一定量的电离辐射作用于机体后，受照机体所引起的病理反应。急性放射损伤是由于一次或短时间内受大剂量照射所致，主要发生于事故性照射。在慢性小剂量连续照射的情况下，值得重视的是慢性放射损伤，主要由于 X 线职业人员平日不注意防护，较长时间接受超允许剂量所引起的。长期接受 X 线会对人体造成很多伤害，如自主神经功能紊乱、造血功能低下、晶状体浑浊、精子生成障碍，甚至诱发肿瘤等。X 线损伤是医护人员最常见的放射损伤。

7. **术后随访时，医生为什么会要求做上消化道碘水造影？**

上消化道碘水造影就是经过吞服碘造影剂后，通过造影剂在

117

经食道到达胃、十二指肠部位的显影过程来进行上消化道疾病的诊断方法。

减重手术后行上消化道碘水造影，可评价手术吻合口有无吻合口瘘，观察剩余胃的形态、大小及评价胃肠壁的蠕动。由于胃的容量可随饮食习惯发生变化，随访过程中行碘水造影，用于评价残余胃的大小变化，对肥胖患者具有重要评估价值。

8. 行上消化道钡剂或碘水造影之前，受检者需要做哪些准备？有哪些注意事项？

（1）检查前 6～8 h 禁食，尽量减少饮水；检查前一日起禁服含有金属的药物（如钙片等），减少高纤维食物及难消化食物的摄入，如竹笋、青菜、粗粮等。

（2）检查开始前口服产气粉；检查过程中按照医生指令吞服钡剂或碘水，配合检查。

（3）检查开始前请耐心等待，未得医生同意不要吃任何东西，也不要离开，少数患者当日下午还须复查。

（4）检查时最好穿没有纽扣的衣物。

（5）消化道大出血期间不做检查，待出血停止 2 周后进行。

（6）怀疑肠梗阻、肠穿孔的患者及胃肠术后患者仅可行碘水造影检查。

（7）检查后建议大量饮水，有助于造影剂排出；钡餐检查后会排出白色粪便，为正常现象。

（陈 岑 李 欣）

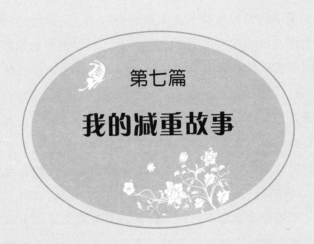

第七篇

我的减重故事

1. 减重手术，拯救了我的父亲，挽回了我的家

肥胖，这是一个曾经令大多数人都不太在意的东西，现在很多人在意却也只是从审美的角度出发。然而，肥胖对于我来说是一个很难受甚至痛苦的词汇，因为我父亲就是一个严重的肥胖症患者。

父亲很早就开始变胖了，大概是在我读二三年级的时候吧，父亲因为甲亢而动过一次手术，在手术之后，便开始发胖了，到我初中的时候就已经有 100 kg 了，然而在他手术之前，体重却是只有 45 kg。等到我上高中的时候，父亲就有 125 kg 左右了，这个时候便开始有着各种其他的毛病了，在此之前，大家都没有很在意，只是觉得父亲有点胖，却并没有引起足够重视。其实父亲在这个时候的毛病开始多起来，最显著就是睡眠问题，晚上睡不着，白天特嗜睡。刚开始的时候，只是晚上不能像我们一样平躺着睡觉，平躺着就会喘不过气，后来就只能趴着睡，再后来大多时候是坐着打瞌睡，前俯后仰的，看起来很可怕，弄得我也睡不安稳，时时刻刻都担心父亲前倾摔倒，又担心父亲后仰突然倒在床上出事，因为他本身太胖又有高血压。后来据父亲自己说，他确实前倾摔过几次，有次把额头撞个大包，有次鼻子给撞出血。并且睡着的时候，会发出那种怪叫，总感觉他气喘不过来的感觉，像是要断气，很恐怖也很让人担心。而白天呢，就特别嗜睡，据他说他晚上没有怎么睡着过。他嗜睡到什么程度呢？就是骑摩托车都能睡着，而且呢，他前一秒钟在跟你说话，下一秒就在打瞌睡，很难正常地跟你沟通一段时间，整天就是迷迷糊糊

的。还有就是他身体抵抗力也不好，非常容易生病，或者牙痛或者感冒啥的，比如换季的时候，大家都比较容易感冒，但也不是说谁都一定会感冒，但我的父亲就是在这个时候一定会感冒，每每换季都会感冒，并且他感冒的时候看起来就比我们严重一些，还不容易好，我们平常一个星期左右就可以好，他一感冒就是一个月。由于这种种问题，所以在我 2016 年高考结束后的那个暑假，决定带父亲去医院看看。最开始我们是带他到县城的医院，医生给父亲做了一些基本的检查，说他患有糖尿病、高血压、高血脂。我们问那我父亲睡觉是怎么回事，医生说是太胖了，建议我们去武汉大医院看一下。于是，我便直接带着父亲来到了武汉协和医院。最开始我们去的是耳鼻喉科和内分泌科，针对他的睡觉问题和三高，随后在耳鼻喉科做了检查，医生说他这是睡眠呼吸暂停综合征，而这种病与肥胖有很大联系。我们还了解到这种疾病的危险性，甚至直接危及患者的生命安全，就是那种晚上憋气的现象，假如有一次没憋过来的话，人可能也就这么悄无声息地完了。医生建议我们去胃肠外科咨询一下肥胖病的事情。然后，我们又接着去了内分泌科，内分泌科说，这么胖的人，大多患有三高，也建议我们去胃肠外科了解一下，并给了我们胃肠外科教授的联系方式，于是我们很快就联系到了教授。胃肠外科的教授热情地接待了我们，并且很快就给我爸安排好了床位，建议我们先做系统性的检查，排除病理性肥胖。于是我们便开始做检查，检查大概了做了一半吧，但我们身上所带的钱已经所剩无几了，因为我们本来就是农村来的，而且这些年因为父亲的疾病不能挣钱还得花不少钱，我又在读书，所以家里早就入不敷出了的。于是我们便决定了解一下检查加治疗大概估计得花多少钱，当时说的是得准备 10 万元，于是我们就准备先回家筹钱，然后再过来继续治疗。但实际上，回家后很难筹到钱了，因为本来就欠了不少钱，然后家庭经济又很不好，别人更不敢借钱给我们了。所以，我们筹了两个星期左右，都没筹到什么钱，且这个时候，我爸的脚又得了一种病，叫丹毒，又在我们县医院住了一个多月，住完院，这个暑假也差不多就要结束了的。钱也没筹到，我也要开学了，所以无奈看病的事只能先放着，然后一放就是两年，这两年我们也想过很多办法，看能否让他自己努力减一下，然而他连基本的走路都很难了，走不了十几米，就会喘粗气，所以所有的减肥方案都效果甚微，甚至还容易引起其他的毛病，什么脚肿、腰痛啥的，因为这是旁人所很难明白的为什么说胖子喝水都能胖，其实是因为当一个人肥胖到了一定程度，他的胃早已非同常人，不是说很简单就能瘦下来了，即便是运动这些方式，虽然很健康，但是依然会反弹，因为胃已经有那么大了，除非你一直这样减肥，不然你一旦停下来，很快就能够回到原来那样。所以当胖到了一定程度，这些方式都感觉治标不治本，所以我们觉得还是应该去医院看看。

然而在家的这两年，父亲很多事也很不容易，受了各种嘲讽和数不尽的委屈。哪怕是走在大街上，大家都要多看几眼，总有人会说你这么胖，该减肥了。刚开始有人说还好，觉得是关心自己啥的，但是每见一个人，就这么说，也很让人难受，但又能怎么样，无奈罢了。而我这两年在学校也是经常彻夜难眠，坐卧不安，害怕晚上接到电话，害怕某个夜晚，父亲就悄无声息地离我而去。特别是每次回家时，看到父亲的样子，布满沧桑的脸庞，日渐稀少的头发，真的非常痛心，痛恨自己有心无力，痛恨自己无所作为。所以在这两年我也想过很多办法，了解了很多关于肥胖的问题。据我了解到的，减重手术治疗方案确实很有保障性，因为早在七八十年前，美国就开始用这种治疗方案了，而在武汉协和医院，很早也引进了先进的技术，况且该医院是湖北乃至全国都算得上比较顶尖的医院了，所以我对治疗的成功性深信不疑。这两年，胃肠外科的教授也经常与我们联系，很关心我爸的情况，给了我很大的信心。于是我准备了很久，得到了很多人的帮助，最后经过众筹，东拼西凑，再加上借了一点利息略微高一点的贷款，便来到了医院开始治疗。刚开始我们做了系统性的检查，以便排除病理性的肥胖，但检查过程中，由于我父亲的年龄已经很大了，肥胖程度上也比较严重，所以检查出患有很多伴随性的疾病，如高血压、高血脂、糖尿病、呼吸暂停综合征、冠心病等，所以很麻烦，甚至很多检查都不好做，但是在医生的帮助下，我们依然做完了检查，但是我们花了很久，大概十几天。在这期间，父亲的心情一直很不愉快，觉得自己给我们带来太多的麻烦，因为他看到别人这样的情况，都很快检查完。其实那是因为别人年龄都比较小，很多比我还小，肥胖持续时间也不长，所以就只是单纯的肥胖，并没有引起很多疾病，所以过程十分顺利，用四五天就把检查做完了，基本上没什么问题，然后再修养准备两天，第二个星期初就可以做手术了。且由于武汉协和医院的医生医术非常精湛，经验又极其丰富，所以手术都相当成功，术后四五天就可以出院了，而我们检查所用的时间是别人的一倍，休养调整的过程更长，所以父亲的心情就一直很糟糕，看着别人后进来的都出院回家了，自己却还没有开始手术。我知道他的情况很不一样，所以非常理解，但他一直很难受，幸好此期间，医生护士都对父亲很有耐心，细致地进行了开导、抚慰，让他的心情变得好了起来。护士姐姐们也是非常细心、负责，还有各种护理技术也是十分的优秀。之前在我们那里，父亲生病打针都特别难打，打一次针，戳四五下，还一直在抱怨说父亲太胖了，针太难打了，虽然我理解她们，但是我也是真的很心疼父亲，因为他本来就生病不舒服，还被戳那么多下，手上到处都打肿了。但是在武汉协和医院，护士姐姐们从来都是一打一个准，住院住那么久，就没有哪次需要打第二针的，基本上没有让父亲受到过多的痛苦，所以我真的很感谢她们，像天使一样，给予无微不至的关怀和照顾。最后，尽管我爸的手术难度比一般人大很

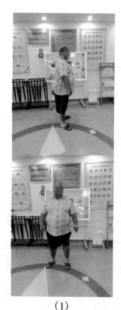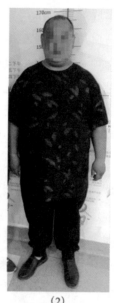

(1)   (2)

图 7-1　减重手术前后对比

(1) 术前　　(2) 术后 1 个月

多，但是由于教授们的经验真的相当丰富，医术又非常高明，所以我爸的手术十分的成功，然后在医生和护士的精心护理下，我爸的术后恢复情况也非常好。所以我真的非常非常感谢他们，对于我们这种很困难的家庭而言，这无疑是给了我父亲一次重生的机会，给了我们家庭一次重新开始的机会，让我们整个家庭燃起了希望，看到了未来的光明。经过了这次重生般的洗礼，真的觉得时光尚好，未来可期，除却生死，再无大事。

所以在这里真的要再一次地感谢你们，感谢武汉协和医院的每位教授、每位医生、每位护士，是你们用你们高明的医术为一个个家庭带来了希望，为一个个患者给予了重生，你们真的是天使。最后也希望看到这篇文章的朋友们，如果你们身边也有肥胖的患者，可以给予他们一些建议，让他们也能够得到关怀和帮助。也希望大家都能够健健康康、快快乐乐、开开心心地过好每一天！

（患者周某某之子供文）

2. 减重手术，让我重回自信

小学三年级之前的我是人见人夸的精致小姑娘（图7-2）。父母的每个同事看到我，都赞不绝口，说我伶俐可爱。老师们也特别偏爱我，学校有什么样的演出，我总是其中一员。后来的很长一段时间我都很怀念那个时期，因为那时我周围的世界充满了善意。

我10岁的时候，父母因感情不和离异了。当时的我还太小，在这样的家庭变故下，只觉得惊慌失措。食物，成了我唯一的避难所。每天放学回家，小吃街都是我的必经之地。而我素来不喜欢运动。无可避免地，我开始发胖了。这一胖，就是 20 多年。

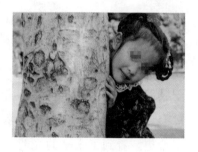

图 7-2　小时候娇小的我

我自然不能将这一切完全归结于我的家庭。我发胖后感到的来自各方的敌意是真真切切的。来自同学、朋友有意无意的嘲笑，来自大街上旁人的冷眼和笑话，我都可以假装不介意。但来自自己亲人，特别是父母的冷眼却是最击溃我自信的。我一直都很希望能通过运动来改善自己的身体状况。但是父母给予我的不是支持和帮助，而是各种嘲笑。我至今仍然记得，有一天晚上，我父亲当着全家人的面，让我坐在电视机前面看完了一部"当代少年儿童的肥胖问题"纪录片。在那短短的一个小时的影片时间里，我感受到了来自自己最亲近的人的冷眼和笑话。于是我开始了多年的破罐子破摔。

像很多胖子一样，我节食过，吃过各种不靠谱的药，也做过针灸，但体重都反弹了回来。最胖的时候达到了 130 kg（图 7-3）。当时的我有着一份很体面的工作，每个月为国家纳税都不少。我总是与人和善，有时甚至过分礼貌。然而我这么努力地生活，却依然处处遭受冷眼。以至于我至今都刻意小心翼翼地照顾别人情绪，显得不够自信。这个中的滋味，只有曾经胖过的人才能理解。

然而不幸中的万幸，我遇到了我的先生，一个内心无比柔软却也无比坚定的人。2017 年我们结婚之后，我跟随他回到了武汉。

多年不自信的生活让我变得像一个刺猬，周围人的一个眼

神，我就会马上瞪回去；一出门我就
处在一个警惕的状态，非常紧张。"时
时刻刻就像在备战"这是我先生对我
当时的评价。我们意识到这样的生活
态度对我、对这个家，都是负面影响。
在促膝长谈一夜之后，我坦言，是我的
体重和外表，使得我这么脆弱和不自
信。当天晚上我的先生就开始到网上查
找资料。第二天，他就带着我来到了武
汉协和医院。我们咨询了内分泌科教授
和胃肠外科教授，他们很诚恳地给出了
我的治疗建议——手术。沟通期间，教

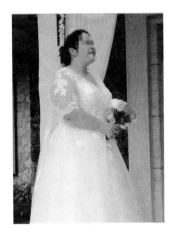

图 7-3　发胖的我

授和医生们耐心地给我讲解减重手术的原理，我渐渐地消除了对手
术的恐惧。

　　胃肠外科减重代谢外科团队结合我的身体情况，为我制定了
治疗方案——胃袖状切除术。在检查各项指标合格之后，我被送
进了手术室，减重代谢外科团队通过达·芬奇机器人为我实施了
手术，过程非常顺利。

　　术后的一个礼拜我躺在病床上，忐忑不安地期待着我的将
来。那时候我还在打着营养针，不能进食，对于手术的效果更没
有深刻的体会。

　　术后第二周，我开始吃一些流体食物。令我惊讶的是，我只
喝几口水胃就满了。又过了几周我开始吃一些软质食物，也是很
快就饱了。刚开始还很不习惯，经常因为吃太多呕吐。后来慢慢
也就适应了。我才终于意识到自己以前吃的是太多太多。现在我
的进食量足以提供我一天所需的能量，而我以前吃的总是停不下

来，确实太多了。

今天是我减重手术后的一年有余，我总共减去了 40 kg。现在虽然体重下降减缓，但却进入了一个很健康的状态：身体各项指标更加正常了，之前的轻度脂肪肝也没有了。更重要的是，我变得更自信了，与人相处中也更添了一份底气（图 7-4）。

感谢武汉协和医院的各位医生，手术的效果超出了我的预期，让我如获新生。

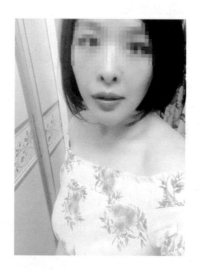

图 7-4　手术后自信的我

（患者刘某某供文）

附　录

中国肥胖及 2 型糖尿病外科治疗指南（2019 版）

中华医学会外科学分会甲状腺及代谢外科学组

中国医师协会外科医师分会肥胖和糖尿病外科医师委员会

中国实用外科杂志，2019，39（4）：301-306

中国医师协会外科医师分会肥胖和糖尿病外科医师委员会（Chinese Society for Metabolic & Bariatric Surgery，CSMBS）于 2014 年组织国内减重代谢外科及内分泌科专家共同制定了我国首个减重代谢外科指南——《中国肥胖和 2 型糖尿病外科治疗指南（2014）》。在该指南的指导和规范下，尤其在中华医学会外科学分会甲状腺及代谢外科学组成立后，我国的减重代谢外科取到了长足的发展，特别是全国各地区相继建立了临床研究中心，并开展了多中心合作，不断积累翔实的多中心临床数据。我国减重代谢手术已经由 2014 年的 4 000 例增长到 1 万例以上，术式方面也与欧美等发达国家没有明显差异。2017 年，美国和欧洲肥胖代谢外科指南进行了相应更新，包括胃束带手术（AGB）等治疗方式基本退出历史舞台。鉴于此，中华医学会外科学分会甲状腺及代谢外科学组联合 CSMBS 组织专家对 2014 年版指南进行修订和更新，参考西方国家指南及立场声明更新，并采纳我国近 5 年的临床数据及相关文献，在适应证和禁忌证、手术方式的合理选择、术前评估与准备、术后并发症以及围手术期管理等方面进行阐述说明，以更好地适应减重代谢外科的发展，规范疾病的治疗，共同推进学科健康快速发展。

1 手术适应证及禁忌证

1.1 手术适应证

单纯肥胖患者手术适应证：①BMI≥37.5，建议积极手术；32.5≤BMI＜37.5，推荐手术；27.5≤BMI＜32.5，经改变生活方式和内科治疗难以控制，且至少符合2项代谢综合征组分，或存在并发症，综合评估后可考虑手术。②男性腰围≥90 cm、女性腰围≥85 cm，参考影像学检查提示中心型肥胖，经多学科综合治疗协作组广泛征询意见后可酌情提高手术推荐等级。③建议手术年龄为16～65岁。

注：①代谢综合征组分（国际糖尿病联盟定义）包括：高三酰甘油（TG，空腹≥1.70 mmol/L）、低高密度脂蛋白胆固醇（HDL-ch，男性空腹＜1.03 mmol/L，女性空腹＜1.29 mmol/L）、高血压（动脉收缩压≥130 mmHg 或动脉舒张压≥85 mmHg，1 mmHg＝0.133 kPa）。②并发症包括糖代谢异常及胰岛素抵抗，阻塞性睡眠呼吸暂停低通气综合征（OSAHS）、非酒精性脂肪性肝炎（NASH）、内分泌功能异常、高尿酸血症、男性性功能异常、多囊卵巢综合征、变形性关节炎、肾功能异常等，尤其是具有心血管风险因素或2型糖尿病（T_2DM）等慢性并发症。③对27.5 BMI＜32.5的患者有一定疗效，但国内外缺少长期疗效的充分证据支持，建议慎重开展。④如双能 X 线吸收法测量 Android 脂肪含量与腹部脂肪及内脏脂肪分布相关，如 Android 脂肪含量显著升高提示中心型肥胖。或 MRI 对腹部内脏脂肪含量进行评估。

T_2DM 患者手术适应证：①T_2DM 患者仍存有一定的胰岛素分泌功能。②BMI≥32.5，建议积极手术；27.5≤BMI＜32.5，推荐手术；25≤BMI＜27.5，经改变生活方式和药物治疗难以控制血糖，且至少符合2项代谢综合征组分，或存在并发症，慎重开展手术。③对于25≤BMI＜27.5的患者，男性腰围≥90 cm、女性腰围≥85 cm 及参考影像学检查提示中心型肥胖，经 MDT 广泛征询意见后可酌情提高手术推荐等级。④建议手术年龄为 16～65 岁。对于年龄＜16 岁的患者，须经营养科及发育儿科等 MDT 讨论，综合评估可行性及风险，充分告知及知情同意后谨慎开展，不建议广泛推广；对于年龄＞65 岁患者应积极考虑其健康状况、合并疾病及治疗情况，行 MDT 讨论，充分评估心肺功能及手术耐受能力，知情同意后谨慎实施手术。

1.2 手术禁忌证 ①明确诊断为非肥胖型 1 型糖尿病。②以治疗 T_2DM 为目的的患者胰岛 B 细胞功能已基本丧失。③对于 BMI＜25.0 的患者，目前不推荐手术。④妊娠糖尿病及某些特殊类型糖尿病患者。⑤滥用药物或酒精成瘾或患有难以控制的精神疾病。⑥智力障碍或智力不成熟，行为不能自控者。⑦对手术预期不符合实际者。⑧不愿承担手术潜在并发症风险者。⑨不能配合术后饮食及生活习惯的改变，依从性差者。⑩全身状况差，难以耐受全身麻醉或手术者。

2 减重代谢手术方式的选择

目前，减重代谢外科被广泛接受的术式包括腹腔镜胃袖状切除术（laparoscopic sleeve gastrectomy，LSG）、腹腔镜 Roux-en-Y 胃旁路术（laparoscopic Roux-en-Y gastric bypass，LRYGB）、胆胰转流十二指肠转位术（biliopancreatic diversion with duodenal switch，BPD/DS）。

2.1 LSG LSG 是以缩小胃容积为主的手术方式，切除胃底和胃大弯，保持原胃肠道解剖结构，可改变部分胃肠激素水平，对肥胖患者的糖代谢及其他代谢指标改善程度较好。

绝大多数合并代谢综合征的单纯肥胖患者可以选择行 LSG。由于 LSG 术后最常见的并发症为胃食管反流病（gastroesophageal reflux disease，GERD），而术前合并 GERD 的患者术后可能导致症状加重，故术前须进行充分评估。如合并食管裂孔疝，术中须同期修补食管裂孔疝。

LSG 操作要点：完全游离胃底和胃大弯，应用 32～36 Fr 胃管作为胃内支撑，距幽门 2～6 cm 处作为胃大弯切割起点，向上切割，完全切除胃底和胃大弯，完整保留贲门。术中如发现食管裂孔疝应一期行修补处理。此外，加强缝合有助于减少切缘出血的发生。

2.2 LRYGB LRYGB 是同时限制摄入与减少吸收的手术方式，除减重效果显著外，可改善糖代谢及其他代谢指标。LRYGB 对于 T_2DM 缓解率较高，可能与其改变胃肠道激素分泌和十二指肠旷置对胰岛细胞功能的影响有关。对于合并中重度反流性食管炎或代谢综合征严重的肥胖患者，或超级肥胖患者，可考虑优先选择 LRYGB。由于 LRYGB 旷置的大胃囊与食管不相连，胃镜检查较难实施，因此，对于有胃癌前期病变的患者，或者有胃癌家族史的患者，须慎重选择。

LRYGB 操作要点：在贲门下方建立容积为 15～30 mL 的胃小囊，旷置全部胃底；食物支与胆胰支长度之和＞200 cm（可根据患者 BMI、T_2DM 发病程度及具体情况调整）；建议胃空肠吻合口直径＜1.5 cm，关闭系膜裂孔和 Petersen 间隙，防止术后发生内疝。

2.3 BPD/DS BPD/DS 是以减少营养物质吸收为主的术式，在减重和代谢指标控制方面优于其他术式，但操作相对复杂，且随着共同肠道长度缩短，发生营养缺乏的风险增加，并发症发生率及病死率均高于其他术式。BPD/DS 主要用于在能保证术后维生素和营养素补充前提下的超级肥胖患者（BMI＞50）、肥胖合并严重代谢综合征患者或病史较长的 T_2DM 患者。

BPD/DS 操作要点：先行 LSG，袖状胃容积为 100～200 mL，保留胃幽门并在十二指肠上段将其横断，在距离回盲瓣约 250 cm 处将小肠横断。十二指肠横断远端以吻合器闭合，十二指肠横断近端与小肠远端吻合，将小肠横断近端与回肠在距离回盲瓣 50～100 cm 处进行吻合。

2.4 修正手术（revision surgery） 随着减重代谢手术例数的快速增加，减重效果不佳以及复胖和术后发生并发症的患者也逐渐增多，因而修正手术应用越来越多。修正手术可分为恢复（reversal）手术（修正为正常解剖结构）、修改（conversion）手术（从一种术式修改为另一种术式）、修复（repair）手术（在原术式基础上进行修正，术式不变）。

修正手术的选择需要考虑原手术方式和患者术后情况（减重不足、复胖、代谢疾病未有效缓解）等因素。在修正手术前，须经 MDT 评估，并正确评价减重代谢手术失败原因，慎重选择修正手术方式。

2.5 其他手术 近年来，减重代谢手术的探索主要集中在胃袖状切除术（SG）为基础的复合手术，例如，SG 加空肠旷置术（SG＋JJB）、SG 合并十二指肠和空肠旁路术（SG＋DJB），而且根据旷置肠管和共同通道的长短不同又可延伸出不同的术式。此外，也有一些为减少手术并发症而改良的术式，如 SG 加胃底折叠术，其目的是减少术后反流的发生。目前，这些术式仍处于探索阶段，需要进行高质量的临床研究。

在胃旁路术的基础上简化的迷你胃旁路术（亦称为单吻合口的旁路术）已在临床上获得长期的随访数据，减重和降低血糖效果不差于胃旁路术，其手术难度相对降低，但有发生胆汁反流的潜在风险。

3　围手术期管理

3.1 术前管理

3.1.1 术前评估　术前须对患者进行详细的评估，除了作为疗效评价的参照外，也为鉴别诊断和明确手术适应证提供依据（附表 1）。

附表 1　减重代谢手术患者术前评估指标

术前检查项目	推荐	可选择
体格检查	√	—
糖尿病相关	√	—
心血管疾病相关	√	—
肥胖相关高危因素筛查	—	√

术前检查项目	推荐	可选择
常规激素水平	—	√
性激素水平	—	√
术前营养评估	√	—
消化道及影响学检查	√	—
心理评估	—	√
MDT 讨论	—	√

3.1.2 血糖管理 ①对于合并 T_2DM 的肥胖患者，应监测空腹、餐前、餐后 2 h，睡前血糖，在内分泌科医师指导下给予口服药物或胰岛素控制血糖。②建议术前 24 h 停用格列酮类、格列奈类和二肽基肽酶 4（DDP-4）抑制剂。③术前血糖控制标准遵循外科手术指南。

3.1.3 血压管理 对于合并高血压的患者，应动态监测血压，参考相关指南调整降压药物用量。

3.1.4 血脂管理 术前合并血脂异常的患者，应监测血脂水平，参考相关指南对高脂血症予以治疗。

3.1.5 OSAHS 管理 对于术前合并 OSAHS 的患者，建议参考相关指南监测血气变化，夜间可予以呼吸机改善氧供。

3.1.6 其他注意事项 ①术前戒烟。②推荐对所有患者术前采取预防深静脉血栓措施，具体参考深静脉血栓形成的诊断和治疗指南。

3.2 术中管理

3.2.1 一般管理 单纯肥胖或合并糖尿病的肥胖患者常发生压疮和神经损伤，故应特别注意肥胖患者的体位并保护重点部位皮肤。

3.2.2 麻醉管理 肥胖患者存在气道插管困难风险，应做好处理困难气道的准备，随时应对紧急情况，建议配备合适的手术室用品、大号血压袖带、紧急气道抢救车、长穿刺针、超声设备等。术中根据外科手术及麻醉要求，共同维持循环稳定。麻醉维持、通气管理、体液监测等处理措施参考麻醉相关指南。

3.2.3 拔管管理　肥胖患者拔管后发生气道阻塞的危险性显著增加。建议由有经验的麻醉科或重症监护科医师进行拔管。

3.2.4 预防深静脉血栓　因手术及麻醉干预，肥胖患者术中形成深静脉血栓风险高，须参考深静脉血栓防治指南进行相应干预。

3.3 术后管理

3.3.1 血糖管理　术后血糖遵循标准的糖尿病指南进行管理。术后血糖控制不良的高血糖患者应由内分泌科医师进行用药指导。

3.3.2 血压管理　①术后早期应避免使用利尿剂。②术后长期降压治疗应遵循现行的临床指导原则，建议尽可能避免使用已知对体重不利的降压药物。③对于术后血压已控制的患者，应遵循筛查相关指南的推荐进行定期监测。

3.3.3 血脂管理　手术后不建议立刻停用降脂药。建议定期随访血脂水平及评估心血管风险。

3.3.4 OSAHS 管理　术后建议继续进行持续气道正压通气（CPAP）或双水平气道正压通气（BiPAP）治疗，在五官科或呼吸科医师指导下调整 CPAP、BiPAP 用量或重新进行睡眠呼吸监测。

3.3.5 饮食及营养管理　①根据胃肠外科手术规范，术后 1～5 d 开始酌量给予清流食。之后，给予低糖、低脂、无咖啡因半流质和软质食物，逐步添加固体食物，直至恢复正常进食。建议患者在进食正餐时应充分咀嚼食物后再吞咽。②推荐每日摄入足够水分，建议≥2 000 mL。③每日需摄入足够蛋白量，建议为 60～80 g/d。此外，每天应针对性补充蛋白质最多 1.5 g/kg 理想体重，而对于行 LBPD/DS 的患者，术后应在此基础上增加 30% 蛋白质摄入量[20-24]。④长期补充足量的多种维生素与微量元素。建议在术后早期（3 个月内）以口服咀嚼或液体形式予以补充。补充量须满足个体化需求，定期随访监测微量元素水平。⑤尽量减少碳水化合物与脂肪的摄入。

3.3.6 其他注意事项 ①术后采用注射低分子肝素、穿戴弹力袜或其他持续性压迫装置等措施预防血栓，并建议术后早期下床活动。②③推荐从术后恢复期即进行日常运动锻炼，鼓励每周 300 min（至少 150 min）有氧运动，以及每周 2～3 次力量训练。

4 术后并发症及处理

AGB 和 BPD/DS 由于并发症发生率较高和（或）疗效不佳等原因，目前在临床上应用逐渐减少。因此，本指南主要介绍 LRYGB 和 LSG 的并发症情况。术后近期并发症主要指术后 6 周内发生的并发症，远期并发症则主要指术后 6 周后发生的并发症。

4.1 术后近期并发症

4.1.1 消化道漏 LRYGB 术后吻合口漏的发生率为 1.1%～1.4%，多发生在胃空肠吻合口。LSG 术后残胃漏发生率为 0.7%～7.0%。吻合口漏与残胃漏的高危因素主要包括血供不足、缝合不严密、局部感染、合并糖尿病等。临床表现为腹膜炎、心动过速、发热等。术中轻柔操作，合理使用各种器械，减少周围血管的损伤而引起血供障碍有助于预防消化道漏的发生。消化道漏诊断明确后，应及时给予禁食、胃肠减压、抑酸、抗感染、营养支持等保守治疗；如治疗无效，可考虑内镜下放置钛夹或生物胶，甚至再手术放置引流管或重新缝合关闭漏口。

4.1.2 出血 LRYGB 术后出血发生率为 1.9%～4.4%，LSG 的发生率为 0.7%～1.4%。术后出血可来自胃肠吻合口、肠肠吻合口、胃切缘、肠系膜边缘以及腹壁切口等部位。出血的原因包括围手术期使用抗凝药和非甾体类药物、术中操作不当和术后严重呕吐等。预防术后出血的关键在于术中精准操作和围手术期多学科协作。术中仔细检查各吻合口和切缘等，必要时可结合术中内镜检查，充分显露止血甚至加固缝合。

4.1.3 静脉血栓栓塞　包括深静脉栓塞与肺静脉栓塞，其发生率为 0.3%～1.3%。应以预防为主，对于高危患者，推荐使用下肢持续压迫装置，围手术期可适当给予抗凝药物，建议术后早期下床活动。

4.1.4 吻合口狭窄　LRYGB 术后吻合口狭窄发生率为 3%～6%。术后早期狭窄可能与吻合口过小、水肿和组织内翻有关；中后期狭窄的原因常为吻合口溃疡或漏治愈后形成瘢痕。切割线不在同一平面而呈螺旋形、胃角切迹处切割过度等也会导致 LSG 术后发生胃腔狭窄，患者可出现严重的恶心、呕吐。早期狭窄的患者可先予禁食或全流质饮食，效果不佳者考虑内镜下球囊扩张，必要时再次手术重新吻合或切开浆肌层。

4.1.5 内疝与肠梗阻　内疝常见于 LRYGB 术后，发生率为 1.3%～4.4%，其可发生于手术后任何时间，发生部位包括横结肠系膜缺口、空肠侧侧吻合系膜缺口和 Petersen 间隙。内疝是导致肠梗阻的重要原因。建议术中常规关闭系膜裂孔及其他间隙，防止术后发生内疝和肠梗阻。

4.2 术后远期并发症

4.2.1 吻合口溃疡　LRYGB 术后吻合口溃疡发生率为 4.0%～7.0%，而 LSG 术后发生率仍无明确数据。吻合口溃疡的高危因素包括幽门螺杆菌感染、胆汁反流、使用非甾体类药物、胃酸过多、局部缺血、吸烟、酗酒及合并糖尿病等。首选保守治疗（质子泵抑制剂为主），保守治疗无效时可考虑再手术。

4.2.2 倾倒综合征　LRYGB 术后易出现倾倒综合征，这与失去幽门调节功能有关。据统计，术后约 40% 的患者出现程度不一的倾倒综合征，但多数无须治疗。临床表现为进食后心动过速、恶心、头晕，甚至晕厥等。预防倾倒综合征的措施主要包括选择适宜的胃肠吻合口大小，建议直径为 1.5 cm 左右；少食多餐，避免过甜、过浓饮食。

4.2.3 胆管结石　减重代谢手术患者胆管结石的发生率是普通人群

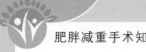
的 5 倍，其原因可能与短期内体重快速减轻有关。对于术前已经合并胆囊结石的患者，建议减重手术同时行胆囊切除术；而对于无胆囊结石的患者，不推荐行预防性胆囊切除术。术后可应用熊去氧胆酸，以预防形成胆管结石。

4.2.4 营养不良　由于减重手术后摄食和（或）吸收减少，可导致营养不良。术后患者可出现多种维生素、蛋白质、电解质和矿物质等营养素缺乏，尤其是维生素 D、叶酸、维生素 B_{12}、铁缺乏。另外，较多肥胖患者在术前即已存在一定程度的营养素缺乏。因此，对于行减重手术的患者，建议术前、术后均常规检测营养素水平，且术后常规补充复合维生素、铁、钙等营养素。

4.2.5 GERD　肥胖是 GERD 的独立危险因素。各减重代谢手术方式对于 GERD 发生率的影响并不相同。LRYGB 可减少 GERD 的发生，而 LSG 则诱发 GERD，原因在于 LSG 术后 His 角及其附近的组织结构被破坏、食管下括约肌张力降低等。另外，食管裂孔疝会显著增加 GERD 的发生率，对合并食管裂孔疝的患者应在 LSG 术中同时行食管裂孔疝修补术。

其他并发症包括切口感染、穿刺孔疝等，总体的发生率较低。须注意术后暴发性胰腺炎、肺不张、呼吸衰竭等，虽然发生率不高，但危险性较高，需要细致的管理和多学科协作。

5　术后随访和监测

对于术后患者，应培养正确的生活、运动习惯；防止营养、微量元素缺乏；预防糖尿病等疾病并发症发生风险。术后长期按计划对患者进行随访和监测是保证术后疗效、防止复胖发生的关键。术后随访项目见附表 2。

附表 2 减重代谢手术后随访及监测项目

随访项目	术前	术后			
		1 个月	3 个月	6 个月	1 年
营养和运动调查及教育①	√	√	√	√	√
体重、腹围、皮下脂肪②	√	√	√	√	√
呼吸、心率、血压、体温	√	√	√	√	√
药物使用（代谢相关）	√	√	√	√	√
血糖③	√	√	√	√	√
血、尿常规	√	—	√	√	√
血液生化（血脂分类）	√				
OGTT	√	—	√	√	√
血清胰岛素和 C 肽	√		√	√	√
HbAlc	√				
血清维生素与微量元素水平	√				
骨密度④	—	—	—	—	—
其他检查⑤	—	—	—	—	—
并发症监测	√	—	√	√	√

注："√"为术后不同时间必须检查项目；"—"为术后不同时间非必须检查项目。OGTT 为糖耐量试验，HbAlc 为糖化血红蛋白。随访 1 年后除骨密度外均每年检查 1 次。①如需要，可增加次数；②每周至少自测 1 次；③每月至少 1 次；④每 2 年监测 1 次；⑤根据临床实际需要实施。

其他注意事项：①随访监测如有任何异常，均应根据实际情况予以纠正。②对于重度肥胖患者，监测血清肌酸激酶（CK）水平和尿量，以排除横纹肌溶解。③对于 BMI＞35 的肥胖患者，为预防胆囊结石形成，建议术后 1 个月复查胆囊超声，必要时服用熊去氧胆酸预防胆囊结

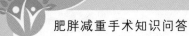
石形成。④育龄女性术后 12～18 个月内应避免妊娠，应给予适当的避孕措施。术后无论何时妊娠，均须严密监测母体维生素和微量元素水平，包括血清铁、叶酸、维生素 B_{12}、维生素 K_1、血清钙、脂溶性维生素等，以保证胎儿健康。⑤每周进行至少 150 min 的中等强度以上有氧运动。每周运动目标 300 min。

经过国内减重代谢外科同道多年的努力和经验总结，本版指南在 2014 版指南的基础上进行了一定的修订。但值得注意的是，本版指南的中国证据仍然偏少，且证据级别不高。相信在中华医学会外科学分会甲状腺及代谢外科学组和中国医师协会外科医师分会肥胖和糖尿病外科医师委员会的领导下，减重代谢外科同道共同努力，以新版指南为引导，总结和发表更多、更重要的中国证据，为下一版指南的修订提供更多的证据。